大往生の作法

在宅医だからわかった人生最終コーナーの歩き方

木村 知

角川新書

はじめに

「お父さんがもう大変で。足腰がめっきり弱ってしまって。ベッドから落ちては起き上がれないと夜中に呼ばれるし、この前なんか尿瓶《しびん》に取った尿をトイレでこぼして真夜中に床拭《ふ》き掃除。同じことを何回も何回も言うし、もうクタクタ……限界……」

90歳になる母から連絡が入りました。私の実家の両親は2人暮らし。こうした状況は、昨日今日に始まったことではありません。

父も90歳。コロナ禍の前年までは海外旅行に行くこともできるほど元気だったのですが、ステイホームですっかり足腰が弱り、今や伝い歩き状態。加えて持病の前立腺《ぜんりつせん》肥大の悪化で尿失禁が頻回となっているのです。

父は元来こだわりの強い性格で、使い捨てオムツは頑として使いたくないといいます。そのため汚れた下着が続々と発生、母はそれらの洗濯に追われる毎日。さらにここ数ヶ月、父の短期記憶障害が進行し、母はすっかり心身ともに疲れ果ててしまったのでした。

その母も、3年前から間質性肺炎を患っており、発作的に出る咳《せき》と息切れで長距離の歩行が困難な状態です。半年前には誤嚥《ごえん》性肺炎を起こして入院経験もあり、ずいぶん前から老老介護生活は、誰の目から見ても限界を迎えていました。私も医師ですから、その状況を理解できていなかったわけではありません。

しかしここまで急速に衰弱が進むとは恥ずかしながら想定できておらず、「次の一手」をどう打つべきかと、しばらくの間、考え込んでしまったのです。

仕事ではこのようなケースに日常的に接している私ではありますが、いざ「自分ごと」として直面すると、さまざまな事情と思いとが絡み合い、当事者として即断できないということを、まざまざと実感させられてしまった出来事でした。

介護の問題はこちらの都合と関係なく、あるとき突然浮上してきます。冒頭から私ごとを長々と綴《つづ》ってきたのは、読者の皆さんも同様の経験をすでにしており困惑しているか、もしくはそう遠くない将来に直面するかもしれないと案じているのではないかと思ったからです。

私は、もとは外科医ですが、現在は在宅医療を中心におこなっている臨床医です。のちに詳しく述べますが、在宅医療とは、患者さんが医療機関を訪れる外来診療、患者さんが医療機関で療養する入院診療とは異なる形態で、私たち医師をはじめとした医療従事者が、患者さんの居宅（老人ホーム等の施設を含む）に赴いておこなう医療のことです。

そのため対象となる患者さんは自《おの》ずと、高齢者、がん末期など人生の最終段階に直面しつつある方が多くなります。老化さらに死というものに、日常的に接しているとも言えます。その仕事のなかで、多くの人が考える老化や死と、私のそれらにかんする認識や考え方とに、いくつか相違があることに気づきました。

たとえば、こんな声をよく聞きます。

「心筋梗塞《こうそく》や脳卒中でコロッと死んでしまいたい」

しかし現在の日本の医療水準では、これらの病気を発症しても、適切な治療に速やかに到達できさえすれば、簡単に命を落としてしまうことはありません。急性期の治療ののち数年、長ければ数十年の間、人生が続いていくことさえあります。病気になっても、十分に寿命をまっとうできるのがわが国の現状であるとも言えるのです。

また老後については、こういった感じです。

「自分もこの先、老いが進むにつれて認知症になってしまうのだろうか」

「身動きが取れなくなって要介護状態になったときに、家族に迷惑をかけずに生きていくことは可能なのだろうか」

「いずれは住み慣れたわが家を去らなければならない日が来るのだろうか」

このような心配とともに、

「老化がもたらす〝不都合〟は、できることなら体験したくない」

これも多くの人が持つ望みだろうと思います。

そして不都合からどうしても逃れられないのであれば、その到来をいかに先延ばしするか、いかに不都合を辛《つら》いものとせずやり過ごすかといった思考は、一定の年齢を超えれば誰しも頭にめぐらせることでしょう。

ただ、これらを漠然と思い浮かべるだけでは、解はおろか方法さえも導き出すことはできません。不都合が目前に迫ってくるより前に、具体的な準備を始めておくことがとても大切だと私は考えているのです。

さらに老化の後にやってくる死についての準備も考えるとなると、これはなかなか勇気のいる作業です。「できれば考えたくないこと」かもしれません。しかし準備はおろか、まったく想定すらしていなかったら、いざというとき慌てふためくことも目に見えています。

在宅医療の現場で多くの患者さんや家族と接してきた立場からいえば、そのときを迎えるにあたって、自分自身が「したいこと」「したくないこと」、そして「してほしいこと」「してほしくないこと」を明確にしておくことは、あなただけでなく、あなたの周囲の人にとっても、とても重要なことです。

たしかに「準備せよ」と言われたところで、将来なにが起こるかわかりません。何をどう準備すればいいのかとも思うでしょう。あまりにも不確定要素が多すぎるからです。

ただ、医師の視点で見てきた介護現場と、当事者として直面している介護問題、その双方をリアルタイムで経験している私であれば、なんらかの生きたアドバイスが読者の皆さんにお届けできるかもしれません。それが本書執筆の動機です。

老化による不都合に、近い将来に向き合うことになる年代の人、現在不都合に直面している当事者、そしてその当事者に寄り添い生活する方々に、具体的にどのような準備をしておくべきかという思考トレーニングを、本書を通じて共におこなっていければと考えました。


私が本書を通じてお伝えしたいことがもう一つあります。昨今、看過できない言説が巷《ちまた》にあふれており、強い危機感を覚えています。

その危機感とは、少子高齢化と社会保障費の増大という日本の解決すべき問題を論じる場において、次のような意見が公然と語られていることです。

「寝たきりの要介護者はお荷物」

「終末期に投入する医療資源など無駄」

「高齢者の延命治療は自費で払えるカネのある人に限定せよ」

すなわち人の命の価値判断に生産性の多寡を持ち込んだり、命の選別を、いとも安易に語る人の声が増えてきたりしている現状にたいするものです。

　こうした意見は、高齢者や人生の最終段階に直面している人たちにとっては、心穏やかに生き続けることを許さない世間の空気を作り出し、無言の圧力にもなり得るでしょう。

　その圧力によって、自らの希望や人生の選択を諦《あきら》める人が増えてしまうことが心配されるだけでなく、生産性がないとみなされる人すべてにまで生存の権利を制約しようとする空気が広がっていくことも懸念されます。

　私は、この国にそのような未来がくることを何としても防ぎたいと考えています。


「理想的な死に方」や「最後まで幸せに生きる方法」をアドバイスする書籍は街の書店でもすでにいくつも並べられてはいます。しかし世間に広まりつつある危うい空気を放置したままでは、いくら「自分らしく」と思い「理想的な死」を描いて準備しようと考えても、この空気圧に押し潰《つぶ》されてしまいかねません。

　本書はこうした風潮や言説を否定し、誤った空気に惑わされることなく、最後まで気兼ねなく堂々と寿命をまっとうしてくださいということを、メッセージとして読者のみなさんに発信したいと考えています。「自分らしく生きる」ことを希望するすべての方々を少しでも勇気づけることができれば、これ以上の喜びはありません。

目次

第六章　希望に幅を持たせる思考実験　151

図表作成　小林美和子

第一章

80歳からの10年がキモ
——加齢の不都合をできるだけ遠ざけるには

人生の道のりを輝かせる

「人生100年時代」などといわれて久しい昨今、じっさい私がかかりつけ医として定期的にお会いしている80歳代の人の中には、血圧の薬を飲んでいる以外はすこぶる健康で、健診でもまったく異常値がないという人も珍しくありません。むしろコレステロールに異常値を抱えている私のほうが恥ずかしいくらいです。

一方で、高血圧だけでなく糖尿病や脂質異常症といった生活習慣病に加えて、脳梗塞や心筋梗塞などの既往、これらの後遺症を抱えながら生活する80歳代の人も少なくありません。

いずれの人でも、加齢とともに老化が進み、身体機能や認知機能、生活機能が徐々に失われ、最終的には死にいたるという人生の軌道は、人により長さと形は異なるものの、誰もがたどる道だと言えます。これはいかに科学技術が発達しようとも、その歩みを止めたり、逆戻りさせたりすることはできません。

とはいえ、なにもせず、ただその軌道に身を委《ゆだ》ねてしまうのは残念だとは思いませんか。軌道の長さも形も変えられないかもしれませんが、早めに準備をしておくことで、歩んでゆく人生の道のりを、より活《い》き活《い》きと有意義なものにできるのではないか。私はこれまでの経験でそう思うに至り、皆さんにその準備とはいかなるものか、具体的にどのようなことをすればいいのか、といったお話をしたいと考えました。

順位	国・地域	総人口（万人）	65歳以上人口（万人）	総人口に占める65歳以上人口の割合（%）
1	**日本**	**12471**	**3627**	**29.1**
2	イタリア	5904	1420	24.1
3	フィンランド	554	129	23.3
4	プエルトリコ	325	75	22.9
5	ポルトガル	1027	235	22.9
6	ギリシャ	1038	237	22.8
7	マルティニーク	37	8	22.8
8	ドイツ	8337	1869	22.4
9	ブルガリア	678	152	22.4
10	クロアチア	403	90	22.4

図１　各国における高齢者人口の割合（出典　総務省統計局ＨＰ）

そこで本章では、その準備を具体的に考えていくための下準備として、人が加齢とともに老化し要介護状態になっていく過程からお話を始めていきたいと思います。

老化や介護問題についての議論を前に、少子超高齢社会と言われる日本が置かれている現状について概観しておきましょう。

総務省の資料によれば、総人口（２０２２年９月15日現在推計）は、前年に比べて82万人減少している一方で、65歳以上の高齢者人口は３６２７万人と、前年に比べ６万人増加し過去最多、総人口に占める割合も29・１％と、前年（28・８％）に比して０・３ポイント上昇し過去最高となりました。これは２位イタリアの24・１％、３位フィンランドの23・３％を大きく引き離したダントツの１位です（図１）。世界全体の65歳の人口割合が９・８％ということですから、いかに超高齢社会であるかが理解できるでしょう。

またいわゆる「団塊の世代」（１９４７〜49年生まれ）が２０２２年から75歳を順次迎え始めたことによって、75歳以上人口は１９３７万人と、前年に比べ72万人増加し、総人口に占める割合が初めて15％を超えたとされています（図２）。さらに国立社会保障・人口問題研究所の推計によれば、第２次ベビーブーム期（１９７１〜74年）に生まれた世代が65歳以上となる２０４０年には、高齢者人口は30％を大幅に超えて35・３％になるとも見込まれています（図３）。街を歩けば目につく人のほとんどが高齢者であるかのように見える社会が、もうそこまで来ていると言っても過言ではありません。

これらの高齢者が加齢による身体変化や疾病によって生活に支障をきたさず、若者たちと同じように社会活動できるのならば大きな問題にはならないのでしょうが、この老化という現象から私たちは逃れることはできません。

「健康上の問題で日常生活が制限されることなく生活できる期間」までを健康寿命といいますが、世界保健機関（ＷＨＯ）のデータ（２０１８年）によれば、日本はこの健康寿命も世界トップクラスです。これは「平均寿命から寝たきりや認知症など介護状態の期間を差し引いた期間」とも言えます。またわが国では、平均寿命と健康寿命の差は10年程度です。この

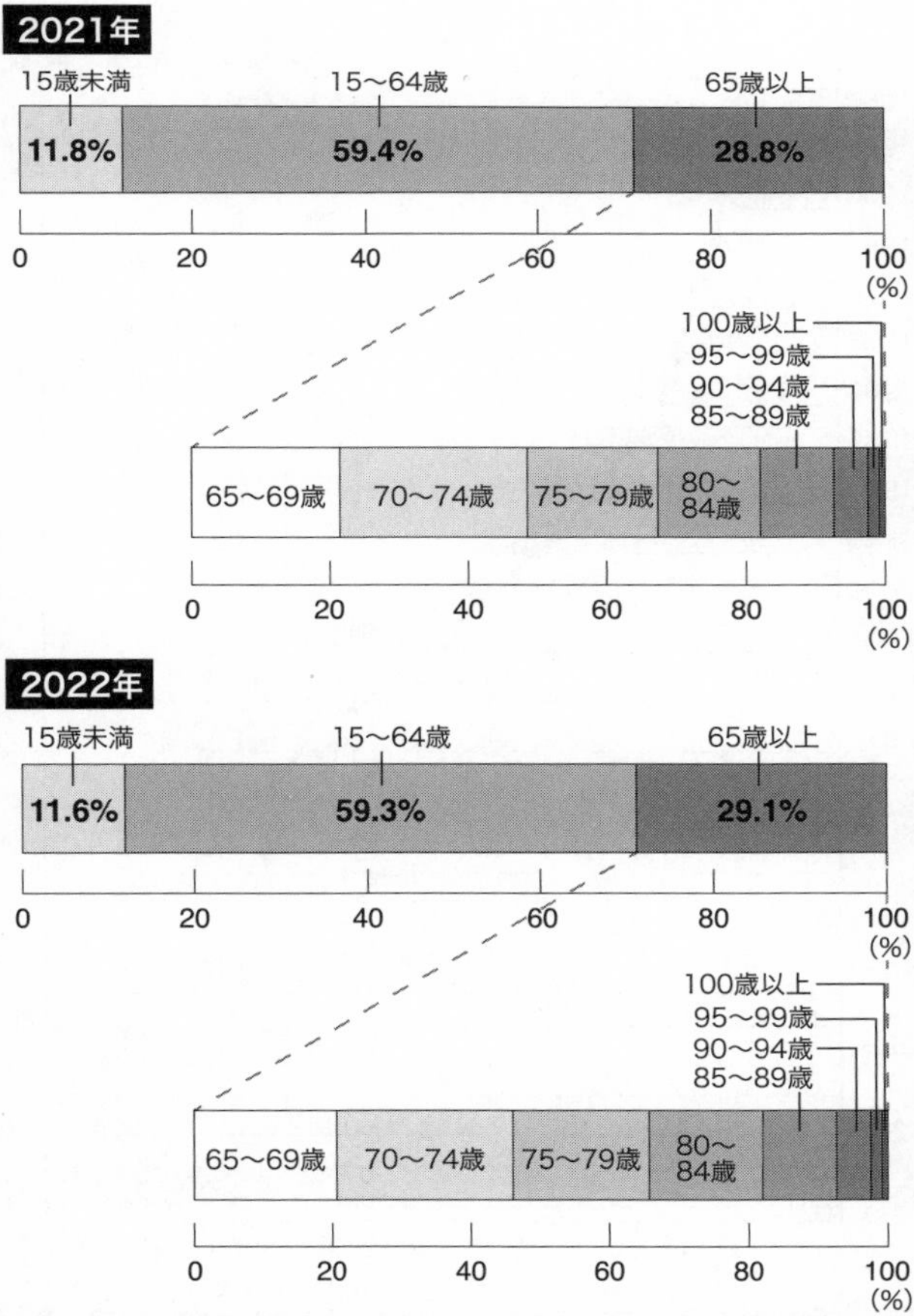

図２　2021年と2022年、日本の総人口における年齢別割合の推移（出典　総務省統計局ＨＰの資料をもとに作成）

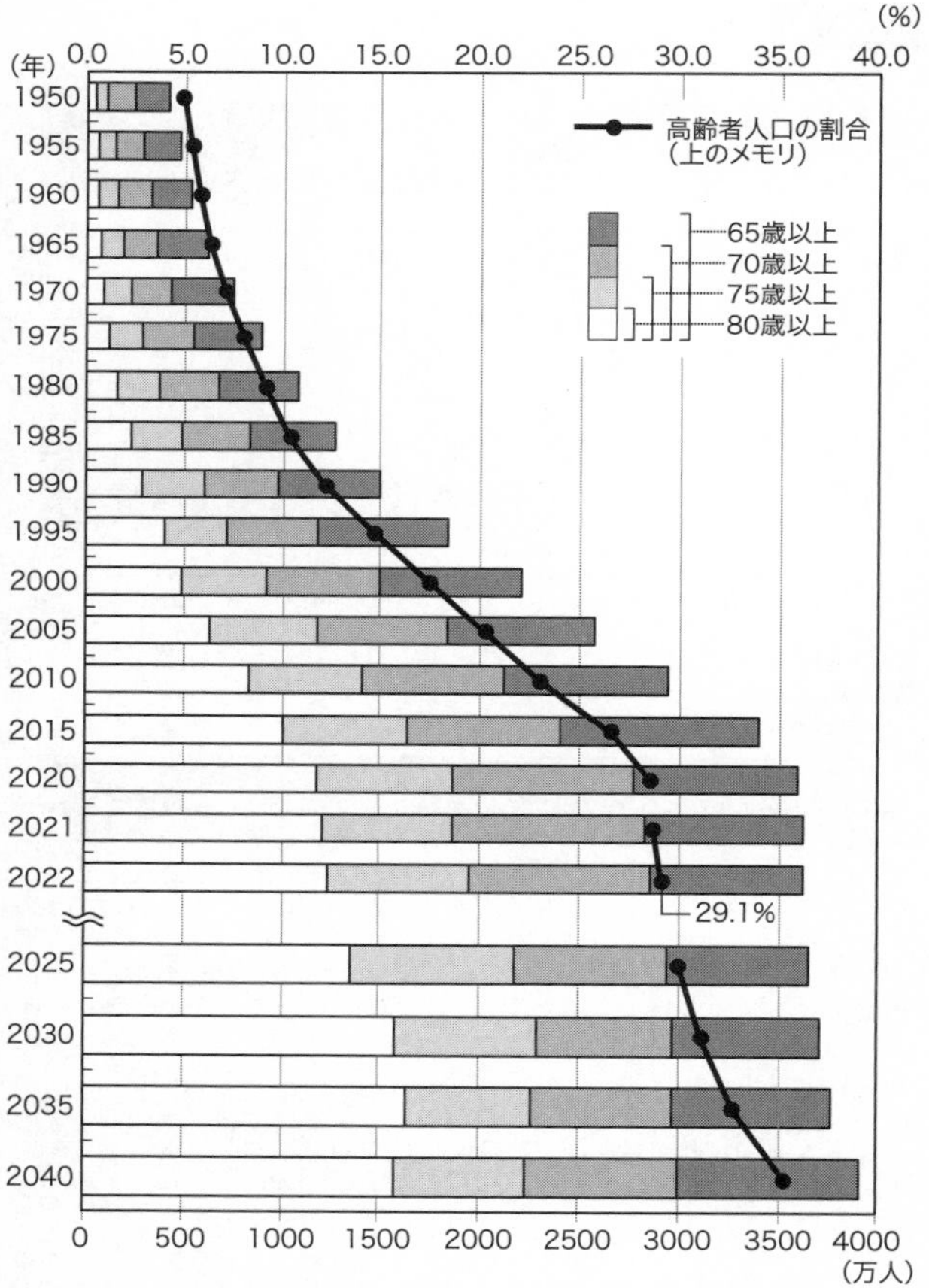

図３　日本の人口に占める高齢者人口及び割合の推移（出典　総務省統計局ＨＰ）

寝たきり・要介護の期間をいかに短くするかということ、つまり健康寿命の延伸が大切であるとの考え方が、国からも高齢者医療の専門家からも示されています。

「理想的な死に方」と言われることの多いＰＰＫ（ピンピンコロリ）とは、この平均寿命と健康寿命の差をかぎりなくゼロに近づけることを意味します（それが本当に理想的な最期かどうかは後ほど議論することとします）。

この健康寿命を伸ばして苦痛なく穏やかな生活を営むためには、老化という身体変化で生活に支障が出てきたときに、早めに手を打ち始めることが大切です。80歳をはつらつと無病息災で迎えた方であっても、その後の10年の過ごし方で将来が大きく変わると思ってください。もちろん現役時代に脳梗塞や心筋梗塞など血管疾患を患った人は、後遺症がなくても、より早めに、この対処を始めましょう。

早めに手を打つべき状態とは

この早めに手を打つべき状態を指す言葉が「フレイル」と「サルコペニア」です。フレイルはコロナ禍のステイホームで懸念が高まり、ニュースなどでも報じられたので、聞いたことがある方もいるかもしれません。各々には確固たる定義があるわけではありませんし、それぞれが独立しているものでもなく、互いにオーバーラップしていることもあります。今後の議論にもかかわる基本的な事がらですので、以下それぞれについて簡単に解説しておきましょう。

□フレイル

診断方法はさまざまですが、世界的に最もよく使われるのが、高齢者に起こりやすい5つの特徴「体重減少」「筋力低下」「疲労感」「歩行速度低下」「低活動性」のうち3つ以上当てはまる場合です。これらのうち一つも該当しなければ「健常」、1～2つならフレイルの前段階である「プレフレイル」と診断する場合もあります。筋力を測定する器具を必要としない簡易フレイル・インデックスというものも考案されていますので紹介しておきましょう。

・6ヶ月間で2～3kgの体重減少がありましたか？
・以前に比べて歩く速度が遅くなってきたと思いますか？
・ウォーキングなどの運動を週に1回以上していませんか？
・5分前のことが思い出せませんか？
・（ここ2週間）訳もなく疲れたような感じはしますか？

これらの項目に該当する数が多いほど新たに要介護状態と認定される率が高くなると言われていますので、今の自分の状態を客観的に評価するうえでは有用です。さらに具体的な25項目を列挙した「基本チェックリスト」も開発されているので、試してみてはいかがでしょうか（図4）。

□サルコペニア

サルコは筋肉、ペニアは減少を意味するギリシャ語です。サルコペニアとはこれらを組み合わせた造語で筋肉量の減少を意味します。ただ筋肉量が減るだけではなく、筋力低下や身体機能低下をも含めた状態、さらに近年ではより具体的に「転倒、骨折、身体機能障害および死亡などの増加に関与しうる進行性・全身性の骨格筋疾患」と定義されます。

もちろん加齢によって生じるもの（1次性サルコペニア）でもありますが、がんや心肺肝腎《じん》といった主要臓器の機能不全などによっても引き起こされる（2次性サルコペニア）といわれますので、年齢を問わないものと言っても良いでしょう。

サルコペニアにもチェックリストがあります。

・4～5 kgの荷物の持ち運びは、どの程度困難ですか？

・部屋の端から端までの歩行移動は、どの程度困難ですか？
・椅子やベッドから立ち上がることは、どの程度困難ですか？
・階段を10段上がることは、どの程度困難ですか？
・過去1年で何度転倒しましたか？

厳密な診断は個人では困難ですが、参考までに自己スクリーニングをしてみても良いのではないでしょうか。

特別な疾患を抱えていない人にでも、加齢によってフレイルやサルコペニアは生じてきます。そこに高血圧や糖尿病といった慢性疾患が加わると身体変化が進みやすくなるというのは感覚的にも理解いただけることでしょう。フレイルやサルコペニアは「日常生活動作」（ADL）を低下させ、生活に少なくない影響を及ぼします。この「ADL」という言葉は、本書でもこのあとたびたび登場しますし、高齢者医療や介護問題を語る場合に必ず使わざるを得ない言葉ですので、ここで簡単に説明しておきます。

ADLとは、Activities of Daily Living の略です。高齢者の機能評価をおこなう際に重要な要素であって、これはさらに基本的日常生活動作（BADL＝Basic Activities of Daily Living）

チェック方法

はい、いいえの前にある数字（0または1）の合計が、以下の1から4までのいずれかに該当する場合、市町村が提供する介護予防事業を利用できる可能性があります。

1．項目6～10の合計が3点以上　　2．項目11～12の合計が2点
3．項目13～15の合計が2点以上　　4．項目1～20の合計が10点以上

くらし（1）	日常生活関連動作			
	1	バスや電車で1人で外出していますか	0．はい	1．いいえ
	2	日用品の買い物をしていますか	0．はい	1．いいえ
	3	預貯金の出し入れをしていますか	0．はい	1．いいえ
	4	友人の家を訪ねていますか	0．はい	1．いいえ
	5	家族や友人の相談にのっていますか	0．はい	1．いいえ
運動	運動器の機能			
	6	階段を手すりや壁をつたわらずに昇っていますか	0．はい	1．いいえ
	7	椅子に座った状態から何もつかまらずに立ち上がっていますか	0．はい	1．いいえ
	8	15分くらい続けて歩いていますか	0．はい	1．いいえ
	9	この1年間に転んだことがありますか	1．はい	0．いいえ
	10	転倒に対する不安は大きいですか	1．はい	0．いいえ
栄養・口腔	低栄養状態			
	11	6カ月間で2～3kg以上の体重減少がありましたか	1．はい	0．いいえ
	12	身長　　cm、体重　　kg（BMI＝　　）（注）	1．はい	0．いいえ
	口腔機能			
	13	半年前に比べて固いものが食べにくくなりましたか	1．はい	0．いいえ
	14	お茶や汁物等でむせることがありますか	1．はい	0．いいえ
	15	口の渇きが気になりますか	1．はい	0．いいえ
くらし（2）	閉じこもり			
	16	週に1回以上は外出していますか	0．はい	1．いいえ
	17	昨年と比べて外出の回数が減っていますか	1．はい	0．いいえ
	認知機能			
	18	周りの人から『いつも同じことを聞く』などのもの忘れがあると言われますか	1．はい	0．いいえ
	19	自分で電話番号を調べて、電話をかけることをしていますか	0．はい	1．いいえ
	20	今日が何月何日かわからない時がありますか	1．はい	0．いいえ
こころ	抑うつ気分			
	21	（ここ2週間）毎日の生活に充実感がない	1．はい	0．いいえ
	22	（ここ2週間）これまで楽しんでやれていたことが楽しめなくなった	1．はい	0．いいえ
	23	（ここ2週間）以前は楽にできていたことが今ではおっくうに感じられる	1．はい	0．いいえ
	24	（ここ2週間）自分が役に立つ人間だと思えない	1．はい	0．いいえ
	25	（ここ2週間）わけもなく疲れたような感じがする	1．はい	0．いいえ

（注）BMI＝体重（kg）÷身長（m）÷身長（m）が18.5未満の場合、「はい」に該当する

図4　フレイルの「基本チェックリスト」。多くの研究では、8項目以上該当でフレイルと判定（出典　「フレイルを知って健康長寿」HPをもとに作成）

と手段的日常生活動作（ＩＡＤＬ＝Instrumental Activities of Daily Living）に分けられます。前者は摂食、入浴、更衣、移動、トイレ歩行、排泄《はいせつ》管理といった基本動作を指し、後者は電話、買い物、食事の支度、洗濯、服薬管理、金銭管理といったさらに高次の動作を指します。

私は訪問診療や外来などで高齢者の日常生活のあらましを知りたい時には、まず基本的日常生活動作を簡単に尋ねる方法、「いろはにすめし」を用います。

「い」＝移動
「ろ」＝風呂《ふろ》
「は」＝排泄
「に」＝認知機能
「す」＝睡眠
「めし」＝摂食状況

これらが問題なくおこなえているかどうか順次尋ねていくことで大まかに問題点がスクリーニングできるからです。皆さんも、ご自身はもちろん、離れて住んでいるご両親などと電話で話す際にでも活用してみると良いでしょう。今、かりに大きな病気やけがを抱えていなくとも、今後何かしらのイベントが身体に起きた場合のことを考えて、「現時点でのＡＤＬ」を把握しておくことは重要です。

これだけは気を付けたい、２つのこと

さて、これらのフレイルやサルコペニアの状態が進んだ場合に、どのような疾患の発生に気をつければ良いのでしょうか。私は外来診療で、これらの状態にまだ至ってはいないもの の、年齢が75歳を超えてきた方には、将来気をつけるべきものとして「転倒による骨折」と「誤嚥性肺炎」、この２つを挙げます。そしてことあるごとに次のように話します。

「幸せな老後のためにはこの２つに気をつけることがとくに重要、80歳からでも手遅れではありませんので、これからの10年間が勝負と思って、これらを生じないように身体機能を維持していきましょう」

このように言うと、皆さん笑いながらこうおっしゃいます。

「80歳からの10年といったら90歳じゃないですか。もう十分長生きしましたから、そこまで長生きするつもりなんかありませんよ。早くお迎えが来てほしいくらいです」

おそらくこのようにおっしゃる方の理想もＰＰＫなのだと思われますが、むしろこの２つに気をつけないと、その理想のＰＰＫとはなりません。私が主として活動している訪問診療

の現場では、すでにフレイルやサルコペニアの状態になっている人がほとんどですが、さらにこれらの2つも抱えてしまうと、ＡＤＬは急速に低下し、それこそ「寝たきり」になりかねません。私は、訪問診療の際、部屋から去るときには決まり文句のようにこう言います。
「慌てて動いて転ばないように。食事はよく噛《か》んでゆっくり飲み込むようにしてくださいね」

□気を付けたい！　その１「転倒による骨折」

どんな人でも80歳ともなると、さすがに下肢の筋力低下は多少なりとも出てきます。知らず知らずのうちに太ももが上がらない「すり足歩行」となって、ほんのわずかな段差でもつまずいて転んでしまうということが起きるのです。脚力だけでなく体幹を支える筋力も低下することから、前傾姿勢となったり、ちょっとした体位変換、方向転換、風圧などでバランスを失い、姿勢を保持することができなくなったりして転倒、というケースにも日常的に遭遇します。

もちろんすべてが骨折に結びつくわけではありませんが、骨折しなかったにせよ、それは「たまたま運が良すぎた」と思ってください。骨折は言うにおよばず、打撲傷であっても、その痛みによってＡＤＬが低下し寝たきりへと移行してしまうこともあります。とくに80歳を超えてからの10年間は、転倒は一番防がなければならないことといえるでしょう。

ただ、転倒して大腿骨《だいたい》を骨折してしまったからといって「人生おしまい」ではありません。麻酔や手術というのは100％安全とは言えませんが、重い基礎疾患がなく受傷前までADLが保たれていた方などについては、90歳過ぎでも現在は積極的に手術がおこなわれる傾向にあります。術後にリハビリを丁寧におこなうことで、受傷前と比べて生活の質を落とすことなく自宅や施設に戻れる高齢者も少なくないからです。転倒しないことが第一ですが、万が一、骨折してしまった場合でも「高齢だからオペは無理」などと諦めてしまわずに、早期に適切な医療機関に繋《つな》いでもらうことが大切です。

では転ばないようにするには、どのようなことに気をつければ良いのでしょうか。すでに膝《ひざ》や股関節《こかんせつ》などに変形性関節症を患っている人は、担当医師とよく相談せねばなりませんが、整形外科的な疾患がなく「最近よくつまずくようになった」という人は、積極的に下肢の筋力向上運動をはじめましょう。歩行する場合には、すり足ではなく、太ももから上げて歩くことを意識します。慌てずに一歩一歩確認しながら歩みを進めましょう。踏み台昇降をおこなうのもおすすめです。

もちろんトレーナーのいるジムを利用したりプールでのウォーキングをしたりするのも良いですが、これはある程度お金もかかります。ハードルが高いな、などと迷っているうちに時間ばかりが経ってしまいますので、悩む場合は、かかりつけ医を利用して筋力保持のリハビリに繋いでもらうのも良いでしょう。後述しますが、下肢筋力低下が著しい場合には、介護保険を用いたサービスを利用することも可能となります。いずれにせよ、筋力を低下させない体操や運動は、一朝一夕に効果が出るものではありませんから、早めに開始し継続することこそが重要です。80歳を超えているからといって、諦めてはいけません。

□気を付けたい！　その2「誤嚥性肺炎」

もう一つ、80歳過ぎの人の将来に大きな影響をおよぼすのが「誤嚥性肺炎」です。わが国の死因の上位には「肺炎」が常に上がってきますが、誤嚥性肺炎は、人から人へと感染していく市中肺炎とは異なり、食べ物を飲み込む機能（嚥下機能）の低下によって引き起こされます。

嚥下機能の低下をきたす原因として無視できない疾患は脳卒中で、この後遺症によって誤嚥性肺炎を生じるリスクは高まります。ただこのような基礎疾患がなくとも加齢によっても誤嚥は起こり得ます。この原因も「フレイル」で、「オーラル（口の）フレイル」と言われるものです。

虫歯や歯周病によって残存する歯の数が減少すると、食べ物を噛み砕く機能が低下します。また嚥下時に起こる嚥下反射（咀嚼《そしゃく》した食物を嚥下して食道に送り込む際に、気管の方へ食物や

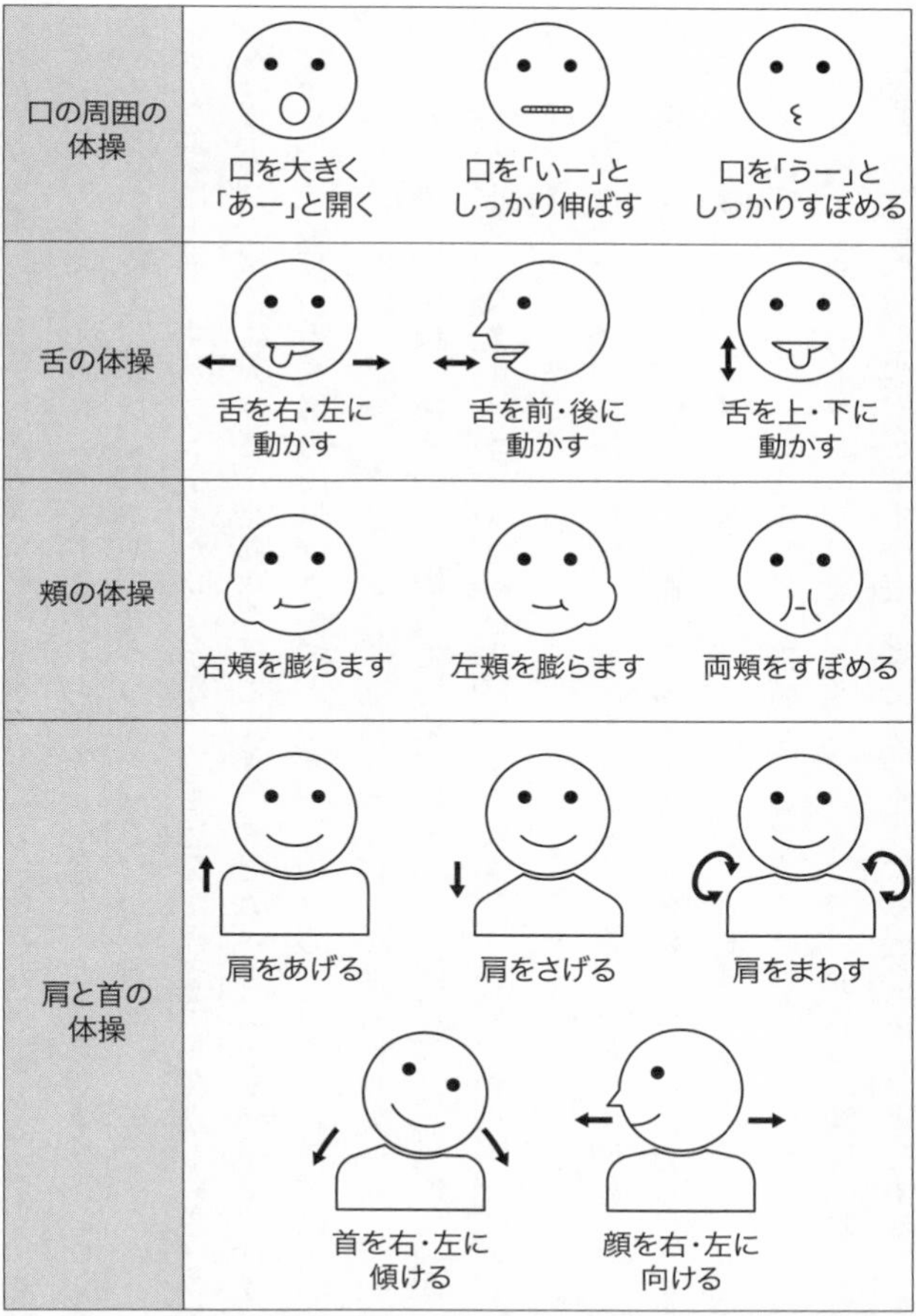
口の周囲の体操
口を大きく「あー」と開く
口を「いー」としっかり伸ばす
口を「うー」としっかりすぼめる
舌の体操
舌を右・左に動かす
舌を前・後に動かす
舌を上・下に動かす
頬の体操
右頬を膨らます
左頬を膨らます
両頬をすぼめる
肩と首の体操
肩をあげる
肩をさげる
肩をまわす
首を右・左に傾ける
顔を右・左に向ける

図５　嚥下体操の一例（出典　公益社団法人日本歯科衛生士会「歯科衛生だより」VOL.38、2017 年４月１日発行）

唾液《だえき》が入り込まないように気管の入口を喉頭蓋《こうとうがい》というフタで閉じる反射）の開始も、高齢者の場合は遅くなります。それによって食物が喉《のど》の下方に到達した時でもフタが閉じ切っておらず、食物や唾液が気管へ間違って入ってしまうのです。これが「誤嚥」です。

食事の際に大笑いをしてしまった時などに、むせ込んだ経験をした方もあるでしょう。このむせ込みは、気管に入り込んだ異物を外に弾《はじ》き出すための自己防衛機構で、咳反射と呼ばれます。この咳反射も高齢者では低下しています。そのため、気道から異物は排除しきれません。

つまり口腔《こうくう》内が虫歯や歯周病など細菌で汚染されている高齢者では、気道に細菌が入り込むことで生じる誤嚥性肺炎が極めて発生しやすいのです。予防のためには、これらの危険因子を少しでも減らす必要があります。

まず重要なのは口腔内の清浄化です。異常を自覚せずとも2ヶ月に1回程度は定期的な歯科受診をしてください。嚥下力が加齢とともに低下するのはある程度仕方ないことですが、進行しないように日々の嚥下体操、トレーニングもおこないましょう。ネットを検索するといろいろ出てきますが、一例を本書にも掲載しておきます（図5）。

すでに嚥下機能の低下が進んでしまった人については、可能ならば検査をおこない、嚥下力に見合った食形態を選択します。慌てずにゆっくり飲み込む習慣づけをすることが必要です。また、早食いの傾向にある人は嚥下の際に事故が起きやすくなります。

食物による窒息は、発見と同時に迅速な対応による除去が文字どおり生死を分けるので、早食いの人については、摂食時に常に見守りをすることが重要です。

「肺炎」というと、咳《せ》き込みと発熱が症状として必ず起きると思われがちですが、高齢者の誤嚥性肺炎の不気味なところは、これらの症状が典型的でなく、なんとなく元気がないとか食欲がないといった症状しかなく、肺炎と気づかれない場合があることです。咳も熱もないのだけれど「いつもと違って元気がない」というときには、まずはかかりつけ医に相談してください。

飲んでいる薬をもう一度点検してみよう

フレイルに関係するものとして無視できないもう一つの問題である「ポリファーマシー（多剤併用）」についても触れておきたいと思います。ポリファーマシーとは、Poly（多くの）とPharmacy（調剤）の造語です。これは内服している薬剤が多いことによって引き起こされる有害事象のことを指します。

高齢者の場合、命に直結する大きな病気ではなくとも、なんらかの疾患を1つくらいは抱えています。そのような疾患にたいする治療のほとんどは、内服薬によるものです。私は外来や訪問診療で初めて出会う患者さんには「お薬手帳」を見せてもらうのですが、驚かされることもしばしばです。降圧薬から血糖降下薬、高コレステロール血症にたいする薬剤、抗凝固薬や利尿剤など多種におよぶ薬剤が並んでいるからです。さらに腰痛や膝の痛みなど整形外科領域の疾患も抱えていると、カルシウム製剤やビタミンD、骨粗鬆症《こつそしょう》治療薬や消炎鎮痛剤なども加わって、軽く10種類を超える薬剤を常用している方もいらっしゃいます。

このように多剤を併用していると、それぞれの相互作用も出てきかねません。これがポリファーマシーの恐ろしいところです。

ひとりの医師によって処方されている場合にはまだ問題にはなりにくいのですが、危険なのは複数の医師や医療機関に通院している人のケースです。お薬手帳を持参せずに医療機関を受診したり、医師が他医での処方薬を十分確認しなかったりする場合、すでに服用している薬と相性の悪い薬を処方してしまう危険があるからです。

たとえば、吐き気で受診した病院で吐き気止めを出され、それを服用したのちに下痢が出現したからと、お薬手帳を持たずに別の病院を受診すると、下痢止めを処方される場合があります。吐き気止めの多くは腸を動かし下痢をもたらす副作用がありますので、腸の動きを止める下痢止めと同時に服用すれば、アクセルとブレーキを一緒に踏むのと同じチグハグなことになってしまいます。

服用している薬の副作用であることに気づかないまま、他の薬でその症状を抑えようとすることで、さらに薬が増えていくという危険な事態に発展してしまうことになるのです。医師が患者さんのために「善かれ」と思っておこなった処方が、かえって害になるのであれば本末転倒です。医師がお薬手帳を確認すべきことは言うまでもありませんが、患者さんも他の医療機関で処方されている薬を必ず伝えることが重要です。

このような危険を少しでも減らす意味で、多くの薬を服用している患者さんを紹介元の医療機関から引き継いだ場合、まず私は薬に優先順位をつけることにしています。減らせるものはあるのか、減らすと具合が悪くなったり、生活の質を落としたりするものはあるのかといった取捨選択を、患者さんの状態を見つつ地道に進めていきます。

「地道に」というのが肝要です。出会ったばかりのまだ信頼関係を築けていない状況で、これまで信頼してきた医師から処方されていた薬をいきなりバッサリとカットされると、患者さんは不安になりかねないからです。

多くの薬を処方されていることをむしろ「安心」と感じている人も少なくありません。薬を減らす作業は、薬を新たに処方するとき以上に、十分な説明と信頼関係の構築が必要であると、私は実感しています。

「やめてしまうと不安」と言われる薬の代表格が、睡眠薬や安定剤です。外来・在宅問わず、内科疾患の薬に加えてこれらを数種類服用している高齢者も少なくありません。夜中に目が覚める中途覚醒《かくせい》や早朝覚醒がこれらの人の特徴です。加齢とともに不眠症の有病率は増え、睡眠薬の服用者も増えます。製薬会社MSDの調査によれば在宅要介護者2万691人のうち、26％の5328人が睡眠薬を服用していることが判明したといいます(1)。

しかし、高齢者への睡眠薬の処方は慎重になるべきと私は考えています。薬剤によっては依存性をきたしたり、めまいやふらつきによる転倒、呼吸や循環系への抑制作用、せん妄や認知機能の低下をもたらしたりしかねないからです。

そもそも人は加齢とともに夜間の睡眠時間が減ることが知られています。若い頃は8時間眠ることを習慣としていた人でも、眠り続けることができなくなってしまうのです。その一方で午睡が増えるため、1日の総睡眠時間としては壮年者とあまり変わらない人も少なくありません。なかには午睡が増えることで、夜になっても寝つけなくなり、そのために睡眠薬を使う人もいます。このような人の場合には、睡眠薬を投与する前に、生活リズムと日常生活の見直しが優先されるべきでしょう。

まず眠くなるまでは床につかないようにアドバイスします。そして眠れないからといってテレビやスマホを見ることは絶対にやめてと伝えます。光の刺激を受けると脳は「朝が来た」と勘違いして、かえって覚醒してしまうからです。眠れなくとも焦ることはありません。そのうち眠れると思ってただ目を閉じて横になっているだけでも良いのです。また「8時間は眠らないと」などと若い頃の習慣にこだわりすぎていることで、「眠れていない」と思い込んでしまっている人もいます。このような方には5時間も眠れれば十分であると説明するとともに、午睡しすぎないように助言しています。

じっさいこのように生活リズムや日常生活の様子を聞き取っていくと、睡眠薬を処方されている人のなかには服薬の必要がない場合も多々みられることに気づきます。

これは先日患者さんから相談されたケースですが、「睡眠薬を服用しているのに睡眠不足でふらつく」というので、よくよく話を聞いてみたところ、睡眠時間は十分に取れていることがわかりました。そこで試しに睡眠薬をやめてみると、不快な症状はすっかり消失したのです。なんと、ふらつきの原因は睡眠薬でした。

このように薬剤によっては、ふらつきや吐き気、抑うつや食欲低下などが引き起こされることがあるのですが、これらは加齢による生理的な変化にともなって出現してくる症状と区別がつかないこともあります。薬の影響であると気づかないまま、「年齢が年齢だから仕方ない」などと見なされているうちに、ふらついて転倒し大腿骨を骨折したり、嚥下力の低下や嘔吐《おうと》に起因する誤嚥性肺炎によって、それまで保たれていたＡＤＬが一気に低下してしまう人もけっして少なくありません。

このような危険を避ける意味でも、80歳を過ぎて以降はとくに薬の飲みすぎには注意すべきと言えるでしょう。

老化と薬の関係

そもそも「人の老化」とは、いったいどのような現象なのでしょうか。少し医学的な話にお付き合いください。

人体は数十兆個の細胞によって構成されていますが、分裂を終えた細胞はDNAやタンパク質、細胞膜が傷つくことによって老化していくことがわかっています。老化した細胞は動きも悪くなり機能も低下することから、そのような細胞で構成された臓器は、当然ながら「老化した臓器」ということになります。

臓器によって時間差はあるにせよ、各臓器の機能も低下していくことは避けられません。すなわちそれらの老化した臓器を有する個体自身も、各種の生理機能が低下した「老化した個体」となると言えるわけです。個体により差はありますが、心臓、肺、腎臓といった主要な臓器の機能は30歳以降ほぼ直線的に低下し、それぞれ60歳代から80歳代にかけて70%から40%レベルに落ち込んでいくと言われています。

加齢によってどのような具体的変化が身体に起きてくるのか見ていきましょう。

まず変化するのは「体組成」です。人の身体は、水分、脂質、タンパク質、ミネラルで構成されていますが、そのバランスが変わってきます。年齢とともに肌がかさついてくることを実感している人もおられるでしょうが、身体の総水分量は、絶対量でも体重あたりの量でも、高齢者は若年者と比べて少なくなっていきます。水分のうちでも、血漿《けっしょう》やリンパ液といった細胞外液はあまり減少しないものの、細胞膜の内側にある細胞内液は著しく減少していくことが知られています。

たとえば脱水によって細胞外液が失われると、細胞内液が細胞外へと移動して体内をめぐる循環血漿量を維持しようとします。しかし高齢者の場合は、もともと細胞内液量が減少しているため、軽度の脱水であっても循環血漿量が保てずに血圧が低下するなど重症化しやすくなるのです。さらに水分量の減少は薬物を投与した場合の血中濃度も上昇させてしまうため、薬が効きすぎたり副作用が出やすくなったりする可能性もあります。

また体組成のうち、脂肪の量は加齢によって比率が上がることが知られていますが、これは一部の睡眠薬など薬剤によっては蓄積効果（繰り返しの投与によって薬剤の消失よりも蓄積が上回り中毒を起こすこと）をもたらす危険性があります。先ほどポリファーマシーの問題点を記しましたが、高齢者への薬物投与が種類、量ともに気をつけなければならないと言われるのは、このような理由もあるからです。

加えて、内臓脂肪が増えると高血糖や高血圧、脂質異常をもたらし病的老化を促進させることにも繋がっていきます。これらの体組成の変化と臓器の老化は、次の3つの低下として現れてきます。予備力の低下、適応力・回復力の低下、感染にたいする防御力の低下です。それぞれについて簡単に記しておきます。

予備力の低下とは、安静時や負荷のかからない状況では見えない機能の低下が、運動などの負荷がかかった際に現れてくることを指します。若年者よりも高齢者の方が少しの負荷や軽度の疾患が重なることによって心不全を起こしやすくなりますし、瞬発力の低下によってつまずくなど、少しバランスを崩しただけで転倒してしまうという現象が生じるのはこのためです。

適応力・回復力の低下とは、身体の内部環境がなんらかの原因でバランスを崩した際に、正常な状態に戻す力が低下することです。

たとえば、寒冷や高温など急激な環境の温度変化に体温の調節機構が対応できなくなることで低体温や高体温を起こしやすくなりますし、血圧を調節する機能も加齢によって低下するため些細《ささい》な負荷で変動しやすくなります。

さらに免疫系の機能低下によって感染にたいする防御力も低下します。基礎疾患を有していたり寝たきりの高齢者では、新型コロナウイルスはもちろんのこと強毒性でない病原体によっても重篤な感染症が引き起こされやすくなります。

くり返しになりますが、老化によるこうした変化は、程度の差や時間差はあるにせよ、誰にでも生じ得ます。そのような変化が生じてもいかに急速に進ませないか、その変化とともにどう前向きに生きていくかということが、「幸せな最期」を迎えるうえで非常に重要と私は考えます。

メタボ対策は74歳まで?

その「幸せな最期」を迎えるためには食事、栄養が重要であることは言うまでもありません。この章の締めくくりとして、高齢者における栄養についても触れておきたいと思います。

食事、栄養というと、まず頭に浮かぶのが「食べ過ぎ、飲み過ぎ」による栄養過多、いわゆるメタボかもしれません。「メタボ健診」（特定健康診査）が国民に浸透してきたこともありますが、この「メタボ」は一生涯気にしながら生きていかねばならないものなのでしょうか。それともある年齢以降は気にせず生活しても良いものなのでしょうか。

そもそもこの「メタボ健診」は、いわゆる生活習慣病といわれる脂質異常症や糖尿病、高血圧症などを放置することによって生じる脳卒中や心筋梗塞といった血管の病気を減らすことを主眼としています。

これらの疾患によって生じる医療費と、後遺症で要介護状態になる人にかかる介護費用を減らすために、若いうちから対処せよという政策とも言えます。「メタボ健診」の対象は74歳まで。多忙のあまり食生活や運動習慣などが疎《おろそ》かになっている働きざかりの人たちが、この健診のターゲットです。

75歳を迎えると、同様の検査項目でありながら自治体によっては「長寿健診」とその名を変えます。しかしこの診査を受ける人は、つい前年までは「メタボ」を意識させられてきました。中性脂肪やコレステロール値などに、少しでも正常範囲を逸脱して「＊」が付いていると、心配したり落胆したりする人も少なくないでしょう。もちろん心血管疾患等の術後でこれらの厳格なコントロールを指示されている人は別ですが、基礎疾患のない人やこれまでの健診でほぼ問題なしとされていた人は、まず心配ありません。

なぜなら75歳を超えて以降、厳格な食事制限をおこなってコレステロール値をコントロールしても、生命に大きな影響を及ぼす病気の予防に繫がらないからです。厳格な食事制限をおこなうことは、予防にならないばかりか、むしろ低栄養を招いてフレイルに陥らせ、悪影響を与えてしまうことにもなりかねません。

「74歳まではメタボ対策を、75歳からは十分に栄養を摂《と》って」などと言うと、混乱してしまうかもしれませんが、これも万人に当てはめるべき指針ではありません。

食事が美味《おい》しく食べられる、食欲旺盛《おうせい》というのは、健康の一つの重要なバロメータではありますが、コントロールされていない糖尿病はさまざまな合併症を引き起こしますし、肥満は体の動きを悪くしますから、サルコペニアから転倒、骨折リスクをも高めます。

私が高齢者においてとくに大切と考えるのは、厳格な食事療法まではせずとも、食欲に任せて量を摂取するのではなく、タンパク質の摂取不足を意識しつつバランスよく食べることです。

もっとも「食欲がある」ということは、高齢者にとってとても重要な「予後の指標」です。人はいずれ死を迎えますが、老衰で亡くなる方の終末期は徐々に食欲がなくなっていくことから始まります。しだいに元気、活気がなくなり、食事量が減ってくると、遠くない将来に生命の終わりが訪れます。

しかし、それが自然の経過なのです。「食欲がなくなる」ということは、本人の、「もうそろそろお終《しま》いにしよう」という意思表示、言うなれば「声なき訴え」でもあるのです。それを周りの人たちがいかに騒がずに穏やかに温かく見守っていくか、という視点も高齢者に接する際にはとても大切なことだと私は思っています。

本章では、老化は避けられないものであるにせよ、それによる不都合を引き寄せない生活を80歳を超えても続けるにはどうすれば良いかということについて、身体面を中心にお話ししました。
次章では、同じく避けがたい精神面の老化について考えていきたいと思います。

(1)https://tokuteikenshin-hokensidou.jp/news/2017/006853.php

第二章

認知症と生きること

認知症の新薬は特効薬？

前章では、老化は避けられないものであるにせよ、できるだけ不都合を寄せつけない手段は何かということをお話ししました。とはいえ、加齢が進めばいずれは肉体的限界が訪れます。さらに肉体だけでなく、認知機能も衰えていくことは避けられません。そこで本章では認知症をめぐる問題を取り上げたいと思います。

年齢を重ね、還暦も目前にせまってくると、自分が認知症を発症したらどうしようと心配される人も少なくないと思います。

この心配は当然です。超高齢化によって90歳以上の親を、65歳を超える子が介護するという状況も出てきている昨今、介護される側とする側の双方が認知症の当事者になり得るからです。言いかえれば、「認知症になりたくない」「認知症になったらどうしよう」と認知症を直近の自分ごととして心配する人と、認知症の親を介護している人とが、年代的にオーバーラップしているともいえます。

しかも、残念ながら現在の医療には、認知症を確実に予防する手段も、発症した認知症を治癒に導く治療法も存在しません。２０２３年9月25日に厚生労働省によって正式に承認された認知症新薬「レカネマブ」も期待されましたが、治験では18ヶ月の投与で、偽薬と比べて記憶力や判断力などの程度を評価するスコアの悪化が27％抑えられた一方で、薬を使った

年代	要因	%
若年期（45歳未満）	教育年数の短さ	7
中年期（45〜65歳）	聴力低下	8
	外傷性脳損傷	3
	高血圧	2
	過度の飲酒	1
	肥満	1
老年期（66歳以上）	喫煙	5
	うつ病	4
	社会的孤立	4
	運動不足	2
	大気汚染	2
	糖尿病	1

図6　社会的・医学的な介入によって対処することが有用とされる認知症の要因（出典　ランセット。[(2)]）

人の12・6％に脳内の浮腫《ふしゅ》、17・3％に微小出血という副作用も確認されました。つまり治癒せしめるものではなかったのです。加えて適応は早期で軽度の認知症にかぎられており、かかる費用も1人当たり年間100万円台後半になるのではとの試算もあります。

じっさいに認知症患者さんを診療している私から見れば、効果も適応も限定的であるばかりか副作用も多く、費用も超高額。とても現場で使える薬ではありません。

一方、街の書店には「これで認知症は予防できる！」などと謳《うた》う一般向け書籍が所狭しと並んでいますが、これも決定的な予防手段が存在しないからこその現象であると言えましょう。

このように言うと「夢も希望もないではないか」と思われてしまうかもしれませんが、完全なる予防法も治療法も決定的なものはないとはいえ、さまざまな因子を除去することで防いだり遅らせたりできることは、わかってきています。

2020年のランセットの総説②によれば、40％の認知症は社会的・医学的な介入によって対処することが有用であるとしています。その内訳は図6のとおりです。

つまり、効果が限定的かつ超高額な新薬に過大な期待とお金をかけるより、認知症の人やその予備軍となる疾患を持つ人たちを、いかに社会で包みこんでケアしていくかということの方が、よっぽど効果が期待できるし、希望に繋がると思うのです。

私は根拠なき予防法やその場しのぎの嘘で読者の皆さんを騙《だま》したくありません。それより私が本書を通じて訴えたいのは、身体的な老化にせよ認知症にせよ、「なってはいけないもの」ととらえるのではなく、その状態になることを前提として受け止めつつ人生を謳歌《おうか》し、いかに最後まで幸せに生きてゆくかを考えましょうということです。

認知症のイメージをリセットする

私の友人にも、ことあるごとに「認知症になりたくない」「認知症になったらどうしよう」という人がいます。先日も同じことを言っていたので、理由を問うてみたところ、こんな答えが返ってきました。

「物忘れや徘徊《はいかい》（ひとり歩き）、意味不明なことを大声で叫んだり、介護者に暴言をぶつけたり、暴力を振るったりする状態になるでしょう。家族に迷惑をかけてしまうのが心配だから」

この心持ちはよくわかります。多くの人は、自分が症状に苦しむことより、周りに迷惑をかけることを心配します。しかし認知症になったら周りに迷惑をかけると決めつけることは正しくありません。

私は日々、現場で多くの認知症の人に接しています。たしかに認知症の人の中には、幻覚や妄想、ひとり歩きや大声といった症状を呈する人、介護に抵抗する人もいますが、皆がそうとはかぎりません。認知症のベースとなる疾患にもよりますが、他者に危害を加えたり迷惑をかけたりする〝病気〟という固定観念がもしあるのであれば、それはまずいったん消し去ってしまった方がいいでしょう。

なぜなら「認知症＝悪、恥」「認知症になったらおしまい」というイメージに取り憑《つ》かれているうちは、そこで思考が止まってしまい、自分自身が最後まで幸せに生きるという目標に向けてのスタート地点に立てないからです。それだけでなく他者にたいしても不寛容な感情を抱き、不幸な道へと迷い込んでしまいます。こうした観点から、以下、当事者を支える側の視点から認知症を考えていきます。

そもそも認知症とは病気の名前ではありません。「状態」を指す言葉です。２０２３年（令和５年）６月に認知症基本法が成立しましたが、その条文では次のように定義されています。「アルツハイマー病その他の神経変性疾患、脳血管疾患その他の疾患により日常生活に支障が生じる程度にまで認知機能が低下した状態として政令で定める状態をいう」

認知症の病型として代表的なものには、アルツハイマー型認知症、血管性認知症、レビー小体型認知症、前頭側頭型認知症などがあり、各々、臨床症状や検査所見、診断、治療が異なります。これらの詳細については成書に譲り、ここでは今後の議論にかかわる事がらについてのみ説明します。

認知症とは名のごとく認知機能にかんして問題が生じることです。「認知機能」とは、記憶だけでなく、言語や視空間機能、行為、注意、思考判断力など広範囲の機能が含まれます。これらの機能の一部もしくは全部が損なわれるものが認知症です。一部の認知症では記憶障害が目立たないものもあると言われています。「認知機能の低下」といっても、日常生活に支障をきたすほどの低下でなく、一時的なものであれば、とくに問題視する必要はありません。

現時点ではまだ特効薬は存在しませんが、なかには治療可能なものもあります。甲状腺機

1	お歳はいくつですか？（2年までの誤差は正解）		0 1
2	今日は何年何月何日ですか？　何曜日ですか？ （年月日、曜日が正解でそれぞれ1点ずつ）	年 月 日 曜日	0 1 0 1 0 1 0 1
3	私たちがいまいるところはどこですか？ （自発的にでれば2点、5秒おいて家ですか？病院ですか？施設ですか？のなかから正しい選択をすれば1点）		0 1 2
4	これから言う3つの言葉を言ってみてください。あとでまた聞きますのでよく覚えておいてください。（以下の系列のいずれか1つで、採用した系列に○印をつけておく） 1: a）桜　b）猫　c）電車、2: a）梅　b）犬　c）自動車		0 1 0 1 0 1
5	100から7を順番に引いてください。 （100－7は？、それからまた7を引くと？と質問する。最初の答えが不正解の場合打ち切る）	(93) (86)	0 1 0 1
6	私がこれから言う数字を逆から言ってください。 （6-8-2、3-5-2-9を逆に言ってもらう、3桁逆唱に失敗したら、打ち切る）	2-8-6 9-2-5-3	0 1 0 1
7	先ほど覚えてもらった言葉をもう一度言ってみてください。 （自発的に回答があれば各2点、もし回答がない場合以下のヒントを与え正解であれば1点） a）植物　b）動物　c）乗り物		a: 0 1 2 b: 0 1 2 c: 0 1 2
8	これから5つの品物を見せます。それを隠しますのでなにがあったか言ってください。（時計、鍵、タバコ、ペン、硬貨など必ず相互に無関係なもの）		0 1 2 3 4 5
9	知っている野菜の名前をできるだけ多く言ってください。（答えた野菜の名前を右欄に記入する。途中で詰まり、約10秒間待っても出ない場合にはそこで打ち切る） 0〜5＝0点、6＝1点、7＝2点、8＝3点、9＝4点、10＝5点		0 1 2 3 4 5
		合計得点	

30点満点中、20点以下は認知症の疑いあり。

図7　長谷川式認知症スケール

能低下症や糖尿病などの内分泌疾患、頭部打撲ののちに生じる慢性硬膜下血腫《けっしゅ》、正常圧水頭症といった頭蓋内の病変、電解質の異常やビタミン欠乏などと関連する認知症では、早めに発見して対処できればもと通りになるか、進行を遅らせたり症状を改善させられたりするものもあります。早期診断が重要です。

診断をつける過程において、一般の診療所等で最も汎用《はんよう》されているのが長谷川式認知症スケールです（図7）。所要時間は10分ほどで、検者に特別なスキルは要りませんし、特殊な機器も不要。外来でも居宅でも簡単におこなえるため、最初におこなわれる検査の一つです。30点満点のうち20点以下であると「認知症の疑いあり」となりますが、あくまでも参考であり、この結果をもって「認知症」と確定診断されるわけではありません。丁寧な問診と診察をおこなうことによって鑑別すべき疾患の有無を検索し、さらに脳ＣＴやＭＲＩといった画像検査をおこなうなど、確定診断を下すためには総合的な判断が必要となります。

「理解不能」な行動をとる理由

認知症の症状は、中核症状と呼ばれる認知機能障害と、周辺症状と呼ばれる精神症状・行動障害とに区分され、後者は認知症の行動・心理症状（ＢＰＳＤ＝Behavioral and Psychological Symptoms of Dementia）とも称されます。

具体的には、前者は記憶障害や場所・日時がわからなくなるといった見当識障害、言語障害などを指し、後者は幻覚・妄想や興奮、異常行動、介護への抵抗といった、いわゆる介護者が困惑する症状を含むものです。認知症について、困ったもの、恥ずかしいものといったイメージが持たれやすいのは、このBPSDが多くの場面でクローズアップされやすいことに起因するためではないかと思います。

記憶障害のうちでも、つい先ほどのことを忘れてしまう短期記憶障害は、初期の症状として多いものですが、なかでも先ほど言ったことを忘れて「同じことを何度も言う」という症状は、私の父にかぎらず多くの人から聞きます。当事者の家族とすれば非常に面倒に思えますが、これは、相手に伝えたいという気持ちが強い、大切なことを強調して主張したいという意思表示であるとも解釈できます。

たとえば老老介護で、一方が認知機能に異常がなく、もう一方に認知症があった場合、何度も同じことを言うからと「うるさい」などと相手にしないと、なおさら同じことを何度も繰り返すという、悪循環に陥る可能性があります。2人きりだと相手のことを根気よく聞くのはしんどいこともありますね。その場合、私がおすすめしているのは「それはビックリ！驚きですね！」などとインパクトのある言葉や表現を用いて、その会話を印象づけるといった手法です。「何度言っても聞いてもらえない」という気持ちにたいしては、「聞いてもらった」「わかってもらった」と思ってもらうことが解決の糸口になるからです。

一見「理解不能」な問題行動に見えるBPSDも、共に暮らす家族は頭を悩ませますが、当事者にとっては意味のある行動です。まずはそれを理解しケアに生かすことが大切です。

幻覚や妄想についても、介護者が「そんなものがいるはずないでしょ」「変なことを言わないで」などと頭ごなしに否定しないでください。本人にすれば自分自身を否定されたと同じことであり、よりいっそう不安や焦燥感をもたらします。周囲の人にとってはなかなか受け入れ難いこととは思いますが、「そういう不思議なこともあるのね」「私はちょっと気づかなかった」というふうに、当事者の訴えをなるべく受容的かつ支持的な言葉で受け止めることが、本人の安心感をもたらします。

自分の物が誰かに盗まれたという被害妄想の一種である「物盗られ妄想」は、私も現場でよく目にしますが、これも当事者にとっては無根拠とは言えません。認知症が進むと、自分の物をどこかに置き忘れる、しまった場所を忘れるということがたびたび起こるのですが、それを「誰かが盗んだ」という妄想に発展させてしまうのです。

これも周囲の人が「そんなこと、あるはずがない」と一方的に叱ったりすると、当事者はいっそう感情的になり、身近な人に理解してもらえないならと警察沙汰《ざた》にするなど、さらに行動をエスカレートさせてしまうこともあります。このような場合も、妄想であることをしつこく説明してわからせようとするのではなく、当事者本人の訴えをゆっくりと聞き、一緒に悩む、なくなった物を一緒にさがすといった受容的な対応が、「効率的」です。

ＢＰＳＤは介護者が非常に困惑させられる症状であることは理解します。ただ最も苦しんでいるのは当事者であって、その症状をさらに悪化させるのが、じつは周囲の人による冷たい否定と一方的な叱責であるのはご存じでしょうか。

脳科学的にも、幼少期の親子関係において、子が親を「安全基地」として信頼することで精神的に安定する、いわゆる「愛着システム」は、幼少期のみならず生涯にわたると言われています。これは認知症にも当てはまります。親密な関係者（主介護者など）との不安定な関係が、当事者に不安をもたらすことで、この愛着システムは破綻《はたん》をきたします。結果、症状を悪化させる原因にもなり得るのです。この観点からも、ＢＰＳＤは「当事者が周りの世界に適合しようともがき苦しんでいる徴候である」との認識を持ちつつ当事者に接してほしいと思います。

認知症の人への薬物投与と拘束

ＢＰＳＤはもともとの認知症による大脳の物理的な変化に加えて、その人の身体要因、環境要因やそれによって生じる心理的要因が相互に作用した結果であるとされています。引き起こしている要因がどこにあるのかを見極め、除去することで症状の緩和が可能な場合もあるのです。

薬物療法に比較的反応しやすい症状もあることから、介護の現場では「早くおとなしくしてほしい」と投薬を希望されることもありますが、薬物によるコントロールは第一選択にすべきではないというのが私の考えです。

その理由を説明するにあたって、まず「拘束」の問題について述べたいと思います。

かつて私がまだ新人医師だった30年ほど前、入院病棟では、認知症やせん妄をきたした高齢者にたいして、「転倒・転落事故防止」「点滴の自己抜去防止」との名目で、手足をベッド柵《さく》にバンドで縛りつけたり、体幹をコルセットで固定したりするといった身体拘束が、なかば当然のようにおこなわれていました。医療安全のためにはやむを得ないという理由です。

しかし2000年に介護保険制度がスタートして以降、これらの行為を人権擁護さらに高齢者の生活の質を守る観点から、医療・介護施設スタッフの一致協力のもと廃止しようという取り組みがなされてきました。人権擁護は言うまでもないことですが、安全のためとしておこなわれる身体拘束によって、生活の質がかえって落ちてしまうという認識は周知されるべきです。

拘束によって動けなくさせられた高齢者は、筋力が低下し関節が硬くなり動かなくなる（関節拘縮）といった身体機能の低下が進むだけでなく、精神面でも不安や怒りがいっそう増長します。それによってスタッフへの不信感も増し、かえってせん妄や認知症の症状は悪化してしまうのです。

この身体拘束にはバンドやコルセットでベッドに固定するといった物理的な拘束だけでなく、向精神薬の薬理効果によって身体を動けなくしてしまうことも含まれます。ひとり歩きや転倒防止という安全の名目でこれらの薬剤を投与することもあります。しかしむしろめまいやふらつきを誘発し、転倒・転落事故という危険を増やしてしまいかねません。

薬によってベッドに縛りつけることも物理的拘束と同様に筋力低下や関節拘縮を招きますから、身体的衰弱をさらに進めます。加えて日中の活動性を低下させることで夜間に目が覚め、落ち着きなく興奮状態になることもあります。そうなるとさらに他の薬剤が追加されるなど、拘束が拘束を呼ぶ悪循環にもなりかねません。

もちろんこれらの身体拘束を、建前論のみに基づいて一方的に批判することが適切とは思いません。介護施設の慢性的な人手不足、介護職員の待遇という現場の未解決の問題を置き去りにしたまま、この議論をすべきでないことも理解しています。ただ本書では、これらについて論じる紙幅がありません。ここでは物理的な身体拘束と同様、動けなくするための薬物投与も拘束の一種であるということについてのみ、心に留めておいていただきたいと思います。

ユマニチュードという手法

認知症の予防と治療については、私たち医師も含めてどうしても薬剤に期待しがちですが、先述したように現時点で頼れる特効薬は存在しません。しかしガッカリする必要はありません。認知症の人をひとりの尊厳ある人間として接することで、発症後に症状を悪化させないことは可能なのです。それが今注目されている「ユマニチュード」というケアの手法です。

ユマニチュードとは「人間らしさを取り戻す」という意味をもつフランス語の造語です。以下の「4つの柱」で構成されており、これらを組み合わせて、ケアを提供する側が、当事者にたいして「私はあなたをひとりの人間として大切に思っていますよ」とのメッセージを、ケアを通じて伝達します。そしてその継続が認知症の悪化を防ぐものとして期待されています。

・見る技法…見下ろすのではなく、誠実に接している意思を同じ目線での会話によって表す
・話す技法…命令口調やぞんざいな物言いではなく、ゆっくりと穏やかな言葉で話す
・触れる技術…介助など相手の身体に触れる場合に、摑《つか》んだり忙《せわ》しなく動かしたりするのではなく、ゆっくりと手のひらなど広い面積の部分を上手《うま》く使って恐怖を与えぬよう接する
・立つ技法…数十秒でも立位保持が可能な人については、できるだけ寝たままにしない

このユマニチュードは日本では2012年より導入がはじまったといわれています。私自身は訪問診療で患者さんに接するときに、このユマニチュードの技法を知らず知らずのうちに実践していました。たとえば車椅子に乗っている方の場合には、傍らにしゃがみこんで目線を合わせ、軽く肩に触れたり、相手がどのような言葉を発しても頷《うなず》きながら話を聞いたりする姿勢、マスク越しではあっても、にこやかに接するなどです。

こうして書くと当たり前のささいなことですが、このちょっとした工夫で、眉間《みけん》にシワを寄せ興奮気味であった方も次第ににこやかになるといった変化を実感してきました。医療の現場ではこの技法についてトレーニングや勉強会もおこなわれています。私自身はとくにこ

れらを受けたわけではありませんし、まだまだ勉強不足の身ではありますが、それでもこのような姿勢で接するだけでも認知症の人とのコミュニケーションが格段に進展することは実感しています。これは多くの人に知ってもらいたい事実です。ケアの専門家でなくとも、その意識を持つだけでも効果は必ず現れますので、ご家庭で認知症当事者の介護をされている方は、今からでも実践してみてはいかがでしょうか。

ユマニチュードとは異なりますが、ある高齢者施設でこんな事例も経験しました。

その高齢女性は認知症が進行し、徐々に食事も摂れなくなっていました。液状の栄養剤を当初は飲めていたものの、そのうち介護者が促しても口を開くことも拒むようになってしまったのです。以前は訪問診療に行くと、ニコ〜ッと笑い一方的に喋《しゃべ》り続けてくれたものでしたが、私の顔を見ても声を発するどころか、笑顔さえも見せてくれなくなりました。ご家族に、老衰でありこのまま進めば生命は長くはもたないと説明したところ、点滴などはおこなわず自然な形で経過を見守る方針となりました。

あるとき、他の施設に入居していた夫が面会に来ました。すると驚くことに、その日を契機に女性は口を開いて再び栄養剤を飲むようになったのです。あの笑みも戻り、少しずつ声も出るようになりました。もちろん認知症が治ったわけでもなく、衰弱も進んではいますが、いかなる薬よりも親しい人とのふれあいが目を見張る効果をもたらすことを実感させられた貴重な経験です。

身近な人の「おかしいな?」に気づいたら

2025年には高齢者の5人に1人は認知症となるという推計があります(3)。認知症の人が身近にいない人の方が少なくなる時代が来るということでしょう。その意味では、別世界の話などとは思わずに、今のうちから認知症についてのある程度の知識を増やし、自分や家族が当事者となったときの対応について、イメージトレーニングしておくことが重要です。

では身近な人の言動でなんらかの異変に気づいたときに、どうすれば良いのでしょうか。同居家族がいればなんらかの行動の変化が出た場合でも、早く気づくことができますが、独居の場合などは、変化に気づけず、症状が進んでしまってから発覚することも往々にしてあり得ます。いずれの場合でも、気づきしだい「かかりつけ医」のような日頃の状況を把握している医師に相談してみるのが良いでしょう。

後から「そういえばちょっと変だったな」といった前触れに気づくこともあります。たとえば、突然見知らぬ土地の警察から電話があって「お母様を保護しています」との知らせが入ったケース。「そういえば、少し前に家の鍵《かぎ》がなくなったという騒ぎがあった」あるいは

「近所に買い物に出たはずが、帰ってくるまでかなり時間がかかったことがあった」など、小さなできごとが思い出されることもあるかもしれません。

そうした予兆を見逃さないためにも、同居していない場合は、電話でも良いので1週間に1度くらいは連絡をとりましょう。なにか異変がないか、どんな些細なことでも記録しておくことも大切です。そして重要なのは、先述したように、異変に気づいた場合やおかしな行動を見つけた場合でもけっして怒ったり責めたりしないことです。

認知症の初期には、すでに自分自身で「なにかおかしい」「今までできたことが上手くいかなくなった」と焦燥感や自己嫌悪に陥っている可能性があります。「なんか頭にモヤがかかったみたい」あるいは「なんか最近要領が悪くなって、いろいろ二度手間になることが増えたな」などといった感じです。このようなときに、怒られたり責められたりすると、過度に否定し頑《かたく》なになったり、自らの行動を隠したり取り繕ったりして、かえって発見や対応が遅れる原因にもなりかねません。

家族としては今まで「正常」だった肉親や配偶者に認知症が発症したことを、認めたくない気持ちもあるでしょう。見て見ぬふりをしていたという話もよく聞きます。それも理解できます。

しかしまず家族が本人の気持ちを受け止めることからはじめないと、当事者は救われません。認知症を発症したからといっても、その人は生きており、そこに厳然と存在しています。けっして命としても人としても「おしまい」ではありません。まずは身近な人がその認識を持つことが重要です。もし認知症は忌むべきものや恥ずべきものとの認識があるならば、それをいったんリセットしてください。そこをスタートとすることが、認知症の当事者とともに生活していくうえで最も大切なことなのです。

精神科医R・D・レインの著書『引き裂かれた自己　狂気の現象学』には、統合失調症についてではありますが、精神医学の用語において「精神病のことを、社会的生物的適応の失敗、極度の悪循環、現実との接触の喪失、病識の欠如」といった「人格侮辱の言葉」を用いて語ることを厳しく批判しています。

これは非常に示唆に富みます。医療者であっても、認知症の患者さんを目の前にして、「話しかけてもこちらの言うことなど、どうせ理解できないだろう」「なにか言葉を発しているようだが、とくに意味を持たない事がらが口から勝手に出てきているだけだろう」

などと一方的に解釈して、まともに取り合っても仕方ないという気持ちになることがあるかもしれません。しかしそう決めつけてしまうのは、まさに人格侮辱そのものと言えるのです。

　レインはさらに次のように述べます。

「正気と考えられているが心は全く不健全であり、自己および他人に対して狂人以上に危険であるのに、社会的には精神病とも精神病院に入れた方がよいとも考えられていない人たちがいるということである」

「妄想を抱いていると言われる人は、その妄想によって真理を語っているのかもしれないのである。何ら比喩《ひゆ》的な意味ではではなく、文字通り真理を語っているのかもしれない」

　この理解は、そのまま認知症の人に接するときにも応用できるのではないかと私は思うのです。

　いきなりすべてを理解することは難しいかもしれません。しかし、少しでも認知症当事者の心の中の世界を知ろうとする姿勢は大切ではないでしょうか。彼らが一見意味不明な言動をしていたとしてもその中には、なんらかの真理があるのではないか、なにか私に訴えかけたいことがあるのではなかろうか。相手の身になって想像を膨らませる、そういう気持ちを持って接することで、ずいぶんと互いの関係も柔軟なものとなると思うのです。

国の施策も次々に

現在、介護とはまったく無縁の生活をしている人も、今後「5人に1人は認知症」となる将来を鑑みれば、他人事《ひとごと》でなく自分ごととして考えていく必要があります。

その観点から、国としても今後増加していく認知症にたいする施策として、2012年に「認知症施策推進5か年計画（オレンジプラン）」、15年に「認知症施策推進総合戦略（新オレンジプラン）」、さらにこれらを土台として19年には「認知症施策推進大綱」が関係閣僚会議で決定され、認知症にたいする「共生」と「予防」施策の推進が示されました。

先述した「認知症基本法」には、基本理念として次のように掲げられています。


「全ての認知症の人が自らの意思によって日常生活や社会生活を営めるようにすること」

「国民が、認知症や認知症の人に関する正しい知識や理解を深めることができるようにすること」

「認知症の人が意見を表明したり、活動に参画したりする機会を確保すること」

「認知症の人だけでなく、その家族らへの支援も適切に行われること」


この国に住まうすべての人が考えるべき問題であるとの意識が、さらに広がることを期待しています。

では現状において、いかなる認知症施策があるのかを簡単に確認しておきましょう。本書のメインテーマにも関連しますが、当事者の意思決定支援は非常に重要で、これについてはガイドライン（認知症の人の日常生活・社会生活における意思決定支援ガイドライン）が厚生労働省によって策定されています。認知症の人であっても、その能力を最大限に活かして日常生活や社会生活について自らの意思に基づいた生活ができるようにするための、ケアする人や身近な人さらに医療者等による支援のことです。

そのプロセスには当事者による意思形成、意思表明、意思実現という流れがあります。一見すると意思の決定が困難と思われる人であっても、身振りや手振り、表情の変化などから、本人の意思を可能なかぎり読み取って尊重する姿勢が支援者には求められます。

加えて支援者が有しておくべき重要なものは、当事者の家族は支援者側ではありながら、当事者の意思と対立したり、迷い悩んだりするケースも少なくないとの認識です。この場合は、他の支援者が、家族にも必要な情報提供や傾聴などの支援をおこなうことが求められます。当事者と家族の対立が深まることほど不幸なことはないからです。

そのほか、医療従事者、介護従事者にたいする「認知症対応力向上研修」、認知症疾患にかんする医療相談や地域での認知症医療提供体制の構築を図る「認知症疾患医療センター運営事業」、認知症の人やその家族が地域の人や専門家と相互に情報を共有し互いを理解し合う「認知症カフェ」の設置推進、「認知症サポーター」の養成などといった施策があります。これらを地域に住まう人たちが有効に利用できるよう、まずこういった施策が存在していることをより多くの人に知ってほしいと思います。

なぜならさまざまな認知症対策が行政によって構築されつつあっても、認知症にたいする一般の理解が不十分なままでは、当事者と介護者の身体的かつ精神的な負担は軽減しきれないからです。周囲の無理解は、むしろ負担を増やしかねません。

介護者の勤務先における理解度もとても重要です。介護離職の問題は、今や多くの人に認識されてはいるものの、会社等の組織において、どれだけ具体的な施策が講じられているのでしょうか。まだすべての組織で実践されているとはけっして言えない状況でしょう。

本章の冒頭でも述べましたが、要介護者が徐々に高齢化していくに従って、その子であることが多い介護者も高齢化していきます。要介護者が80代後半から90代前半という状況になってくると、主たる介護者の年齢は50代後半から60代。そろそろ定年という年代です。ただ60歳ですぐリタイアという人も少なくなっている昨今、経験豊富なこの年代が介護を理由に辞めてしまうとなれば、組織としても大きな損失です。施策を講じる必要があることは当然でしょう。

組織でできること

では具体的に、介護者の属する組織でおこなえる対策として、いかなるものが考えられるでしょうか。

まずは組織内で介護問題にかんする認識を共有することです。介護当事者の年代にかぎらず、新入社員のうちからこの問題に関心を持つような取り組みをしてほしいと思います。「自分たちには関係ない」と考えがちな若い人たちにこそ、想像力を喚起して理解を深めてもらわないと、世代間の分断がおきかねないからです。

逆に若い世代の理解が広く得られ協力してもらえるようになれば、組織としては好循環となるでしょう。彼らのなかには介護経験はなくとも、育児と仕事の両立で悩んでいる人もいるはずです。「若手社員は育児で忙しい、一方で中高年社員は高齢者介護で大変」などと両者を分離して考えるのではなく、両者ともにいかに家庭と仕事を両立させるべきか、という視点から思考できる人が増えれば、相互理解も進んで、よりいっそう柔軟かつ効果的な対策が打てるようになるのではないでしょうか。

そのためには、介護者が勤務する職場で「私の親は認知症で現在介護が必要な状況です」ということを、臆《おく》することなく公表できる組織内風土が必要であることは言うまでもありません。

ややもすれば出産や育児は「おめでたいこと」、認知症高齢者の介護は「かわいそうなこと」と思われがちですが、どちらも当事者にすれば、常時めでたいわけでも、悲嘆にくれているわけでもありません。どちらにたいしても「何か困ったことがあったら、いつでも相談してね」という心遣いが組織内にあれば、当事者たちの身体的かつ精神的な負担は軽減されていくに違いありません。それこそが翻って組織の健全な存続に繋がることでしょう。企業の管理者には、ぜひこのような視点を持ってもらいたいものです。

そうは言っても、「認知症の家族とともに生活していること」を職場で言い出しにくい空気を感じてしまう人もいるでしょう。言い出したことで、もし「かわいそうに」だとか「それは大変でしょう」という、さも「認知症は哀れな病気」「人生おしまい」かのような反応をされてしまうと、介護当事者としてはやり切れない気持ちになってしまいます。

もちろんそのような反応をした人も悪気はないでしょう。むしろ純粋に同情してくれているのだと思います。しかしその同情は、認知症に負のイメージを抱いているからこそ生じています。

そもそも「認知症になったらおしまい」なのでしょうか。「おしまい」というのは、生命のおしまいではなく、人としておしまいなのでしょうか。意地悪く言えば、同情してくれた人は、認知症の人のことを「人としておしまい」だから哀れんでくれているのかもしれません。

認知症イコール、不治の病、どんどん悪化するもの、手間がかかるもの、厄介なもの……こうした負のイメージからはどうしても逃れられないかもしれません。

しかしまさに認知症の人は目の前に生き続けているのです。その存在を否定するのではなく、いかに共に生きてゆくかということを自由に語り合える社会になってほしいと思います。一人ひとりが自分ごととして考える社会、「今は自分に関係ない」と思っていても、認知症の当事者、介護当事者の立場になれる想像力と寛容の気持ちを持つこと、これらが「5人に1人が認知症」となるであろうこの国の将来社会に不可欠だろうと私は考えます。

私たちを癒してくれるYさん

かれこれ5年近く私が訪問診療で担当しているYさんは、102歳の女性。訪問するたび季節に関係なく「先生、夏休みはないの？」という問いをほんの十数分の訪問時間のうちに少なくとも5回は尋ねてきます。先述しましたが、何度も同じことを言うのは、よほど気になっているからなのでしょう。もしかすると私の過労を心配してくれているのかもしれません。たしかに私は本当に夏休みを取っていなかったので、

「ないんですよ」

と正直に答えます。するとと目を丸くしたYさんは、両手でお金を示すオッケーの形を作ると、

「じゃあ、お手当がずいぶんといいのねえ」

と決まって言い、ケラケラと笑うのでした。

私もそれに釣られて笑いつつ、今度は、

「そういえばYさん、夏休みは？」

と返します。それにたいしてYさんは、

「あたしゃ毎日が夏休み～」

と答える、こんな会話を何度も何度も繰り返すのが、いつしかこの家の訪問時の楽しみとなっていました。私に同行する看護師は毎回同じではなくローテーションで変わるのですが、皆この家を後にすると、これらの会話とチャーミングなYさんに「とても癒《いや》される～」と決まって言うのでした。

激務で心身ともに疲弊しがちな看護師に束の間の癒しを与えてくれるYさん。認知症の人であっても、けっして「おしまい」ではない。むしろ大いに「役に立っている」存在といえるのではないでしょうか。

認知症基本法の、当初の法案段階での第一条（目的）には「この法律は、我が国における急速な高齢化の進展に伴い認知症である者が増加している現状等に鑑み、認知症の予防等を推進しながら、認知症の人が尊厳を保持しつつ社会の一員として尊重される社会の実現を図るため（以下略）」とありました。しかし最終的に成立した提出時法案の条文からは「認知症の予防等を推進」との文言は削除されています。これは「認知症の予防」を法律の条文で強調することによって、認知症は「なることを防ぐべき、なってはならない病気」との認識を広く国民に刷り込みかねないとの懸念を、当事者たちが粘り強く訴え続けたことによるものです。

この「認知症の予防」については、多くの人が関心を持っているからか、巷の認知症関連の書籍やテレビ番組では「医師がすすめる認知症にならない食材」であるとか「これで防げる認知症」などといった企画が好評のようですが、そもそもこれらにもエビデンスはありません。

これらの情報を見ることまでは否定しませんが、ここまで読み進めていただいた皆さんには、「認知症はなってはならないもの」との前提で発信される情報に振り回されないようにしてほしいと思います。その上で、もしそれでも「予防を」というのであれば、認知症の原因疾患の一つである脳血管疾患のリスクを高めない生活、たとえば高血圧や高血糖、脂質異常、喫煙といった動脈硬化を促進する状態を少しでも改善することが、「認知症にならない食べ物」を探してまわるよりも、よっぽど効果的でしょう。「予防」にこだわりすぎるのではなく、もしも症状が現れたときに自分自身がどう自分らしく生きていくか、そのためには周りの人にどうしてほしいか、どうしてほしくないか、そして周りの人たちは当事者にどのように接していくか、ということを今から考えておくことが大切だと思います。

認知症の人といかに共に生きてゆくかを社会として考えること、それこそが効果も適応も限定的な新薬の普及などより認知症対策で優先されるべきことであるし、有意義なことであると私は考えます。認知症対策で私たちの追い求めるべき青い鳥は、新薬にではなく、まさに私たちのごく身近、私たちの心の中にあると言えるのではないでしょうか。

(2)https://www.thelancet.com/action/showPdf?pii=S0140-6736%2820%2930367-6
(3)https://mhl-wgrants.niph.go.jp/system/files/2014/141031/201405037A/201405037A0001.pdf

第三章

サービスや施設をどう選ぶか

介護サービスはいつから使えばいいの？

健常からフレイルそして要介護状態と、加齢による変化が生じ、進んでいくことは、完全に止められないにしろ、その進行を鈍らせることまで諦める必要はありません。また前章で触れた認知症についても、当事者とその家族だけですべてを抱え込もうとする必要もありません。

それらの手助けとなるのが、２０００年の施行から四半世紀となる介護保険法に基づき整備された介護サービスです。これらと在宅医療を組み合わせることで、通院が困難となった場合でも自宅で療養できます。この仕組みと活用方法を知っておけば、将来の選択肢を増やすことも可能になります。

ただ介護保険料は納めているものの、いざ介護サービスを使いたいと思ったときに、どうすれば良いのかわからないという方もいるでしょう。それ以前に、患者さんやそのご家族と話していると、そもそも「介護サービスを使いたい」と思うのがどういうときか、ということからわからないという方も少なくないとの印象さえ私は持っています。

「困っていないわけではないのだけれど、誰に何を頼めばいいのかわからない」

「どのタイミングで相談すればいいんだろう？」

「もっと困ってからでも遅くないんじゃないかしら」

「どうせ他人に相談しても解決しないよ」

このような声もじっさい聞きます。しかし、いざ自分が当事者（家族を含めて）になった場合、事態が切迫し重要な決断をしなければならないときほど、冷静に考える余裕を失ってしまいます。細かいことまで決めなくとも、今のうちから多少なりともイメージを持っておいた方が良いと思いませんか。

そこで本章では、わかりやすい例を用いてシミュレーションしたいと思います。介護保険制度の歴史やしくみ、介護サービスの種類や施設の違いといった詳細は、すでに多くの書籍があるのでここでは取り上げず、介護サービスと施設、医療機関の使い方について、よくある具体例を５つ挙げてみましたので思考実験してみましょう。

１つめは「まだ本格的には困っていないけれど、いよいよわが家も介護問題に直面することになるのかな……」というケースです。できればあまり考えたくないことかもしれませんが、初動が大切です。本格的に困難に直面してしまう前に、まず何から手をつければいいかを考えます。

２つめは、健康であった独居高齢者が入院を契機にＡＤＬを低下させてしまったケースです。治療が一段落して、もとの独居生活に戻ることも不可能ではないのだけれども、すぐには難しいという場合、どうすればいいのでしょう。骨折を例としましたが、入院の原因を肺炎や軽度の脳梗塞などに読み換えてもかまいません。

3つめは、がん終末期の療養をめぐる問題です。病気が進行して症状が辛くなってきた場合にどういう手段があるのか、また最期を迎える場所について、どうしても自宅か病院かという二者択一の思考となりがちですが、これらを柔軟に考えてみましょうというものです。

4つめは、持病や認知症がありながらも施設で穏やかな生活を送っていた人が、状態が悪化したことによって、施設を変える決断を迫られる事例です。コロナ感染をきっかけに、急性期は乗り越えたものの衰弱が進行してしまう高齢者を私は数多くみてきました。コロナでなくとも、高齢者はちょっとした契機で大きく状態が変化するので、方針転換の可能性はつねに意識しておく必要があります。

5つめは、施設に入居している人の容体が急変した場合の対応についてです。「施設に入っていれば安心」と思ってしまいがちですが、医師が往診に来たり看護師が配置されたりしている施設であっても医療機関ではありません。その認識をもっていないと、いざというときに「こんなはずではなかった」ということにもなりかねません。施設の対応だけでなく、急変した場合の「してほしいこと」「してほしくないこと」を事前に決めておくことが大切です。

いずれの事例も「あなた」を介護者の立場として設定していますが、自分自身の問題として考えたい場合は、被介護者を自分に置き換えてみてください。自分だったら「こうしたい」あるいは「こうされたくない」と考えるのも、きっと役立つトレーニングとなるでしょう。

事例1　親の様子がおかしい

あなたの両親は、父親が87歳で母親が84歳。2人とも血圧の薬は飲んでいるものの、ADLはほぼ自立。集合住宅の3階に2人で住んでいます。先日、あなたに母親より電話が入り「最近、お父さんがボケてきたみたいなの。どうしたら良いかしら」との相談を受けました。話を聞くと、同じことを何度も言ったり、しまっておいたはずのお金を誰かに盗まれたと言ったりすることがあって困っているとのこと。加えて最近は持病の腰痛の悪化だけでなく下肢の筋力も弱ってきており、かかりつけ医への受診も、これまでのように歩いて行けなくなりつつあると言います。このまま歩けなくなってしまったら、寝たきりになって母親だけでは介護しきれない状況は目に見えています。あなた自身も実家に住み込んだり、家に引き取ったりということはすぐには考えられません。

この事例は介護を意識し始めた頃にあたります。初期段階ですが躊躇《ちゅうちょ》することなく早急にかかりつけ医に相談しつつ、並行して居住地の地域包括支援センターに連絡することに着手しましょう。地域包括支援センターとは、いわゆる高齢者の生活を支えるための相談窓口で、介護サービスや日常生活の相談に専門の職員が応じるほか、介護保険の申請窓口としての機能を持ちます。ここに相談することが第一歩といえます。

家庭内の事情を他人に言いたくない、家庭内に他人がずけずけ入って来るのは勘弁してほしい、あるいは自分はまだ介護の世話になどなりたくない、という方も少なくないとは思いますが、事態が切迫してから動いても、すぐに介護サービスがはじめられるわけではありません。「いま困っていること」がある場合はもちろん、今はまだ困っていなくとも「将来困りそうなこと」が見えてきた時点で、先手先手で動き出すことがとても重要です。

相談の結果、要介護認定の申請をした方がよいとのアドバイスを受けた場合は、躊躇することなく流れに乗って申請をしましょう。申請書類が受け付けられると、自宅に自治体の介護認定調査員が来訪して現状の聞き取り調査をおこないます。並行してかかりつけ医には医師の目から見た介護の必要度が記される「主治医意見書」の作成依頼が自治体から出されます。介護認定にかんする詳細はここでは説明しきれませんが、これらの調査と意見書を踏まえて、まず一次審査でコンピュータ判定がおこなわれ、その後、二次判定において、専門家らによる「介護認定審査会」のもと要支援、要介護のレベルが決定されます。つまり介護保険制度のサービスを受けるにあたっては、この認定結果を左右する認定調査と主治医意見書が非常に重要なのです。

その人の実情にあった介護認定がなされることで、居宅介護や施設介護、住宅改修さらに福祉用具の貸与や購入費の支給といった介護サービスを、一定の自己負担のもと受けることが可能になります。

ただこの認定調査の際に注意しなければならないのは、調査員を前にして取り繕わないようにすることです。身体機能や認知機能の低下を初対面の人に知られたくない、言うのは恥ずかしいという気持ちは理解できます。しかし「とくになにも困っていません」「なんでも自分でできます」などと言ってしまうと、実情よりも軽く評価されてしまい、必要かつ十分なサービスが受けられなくなる可能性があります。

主治医意見書を記載してくれる医師には、ふだん当事者が困っていることだけでなく、介護している家族が何に困っているのかも伝えましょう。家族が腰痛や持病などで十分な介護がおこなえず、重い負担を感じているのであれば、その具体的な事がらをしっかり伝えて記載してもらうことも重要です。要介護度は、「介護にかかる手間」を評価するものと言えるので、当事者の重症度のみならず主介護者の介護力も、認定の際に重要なファクターとなり得るからです。

介護需要の増加にともない自治体の財政を圧迫する要介護者の数を増やさないようにする動きが、この要介護認定にも及んでいます。主治医意見書と大きな齟齬《そご》のある過度な訴えや虚偽の演技は問題ですが、認定調査の際には、どんなに些細なことでも「困っていること」「できないこと」を具体的に、一つでも多く挙げることをおすすめします。それが、より当事者の実情に見合ったサービスを組み立てていくことに繋がるからです。

要介護度は、非該当（自立）、そして介護までは必要ないが要介護状態にならないための支援が必要なレベルと判断される「要支援」が1～2、そしてなんらかの介護が必要な状態である「要介護」が1～5という8段階に分けられ、それぞれ数字の大きい方が、より重い判定となります（図8）。

このケースの場合は父親に認知症の症状も疑われるため、まずはかかりつけ医において可能な範囲で診察および検査をおこなってもらい、必要に応じて専門医による確定診断をつけてもらうことが必要でしょう。ケースバイケースですが、認知症の診断が確定すると要介護1以上の判定が出る可能性があるからです。

介護度が決まれば、担当のケアマネジャーと相談してサービスを組み立てていきます。ケアマネジャーとは自治体が認定している介護支援専門員のことです。要介護者や要支援者の相談に応じ、訪問介護、デイサービスといった介護サービス等の提供にかんする計画（ケア

区分	状態の目安
自立(非該当)	歩行や起き上がりなどの日常生活上の基本動作を自分で行うことが可能であり、手段的日常生活動作（※）を行う能力もある状態
要支援1	日常の基本動作のうち、食事や排せつなどはおおむね自力で行える状態。立ち上がるとき、起き上がるときなど一部支援が必要
要支援2	一次判定で「要介護１相当」と判定されたのち、二次判定で「心身が不安定で短期的に要介護の重度化が予想される」「または認知機能の低下などにより介護予防給付について理解が困難な場合」を除いたケース
要介護1	要支援状態から、手段的日常生活動作を行う能力がさらに低下し、部分的な介護が必要となる状態
要介護2	要介護１の状態に加え、日常生活動作についても部分的な介護が必要となる状態
要介護3	要介護２の状態と比較して、日常生活動作および手段的日常生活動作の両方の観点から著しく低下し、ほぼ全面的な介助が必要となる状態。認知症の場合には、症状に対応が必要な状態
要介護4	要介護３の状態に加え、さらに動作能力が低下し、介護なしには日常生活を送ることが困難となる状態。認知症の場合には、昼夜逆転や一人歩きなどがある
要介護5	要介護４の状態よりさらに動作能力が低下しており、介護なしには日常生活を営むことがほぼ不可能な状態。認知症の場合には、理解力が全体的に低下し、意思の伝達ができない状態

※手段的日常生活動作……食事、排せつ、入浴などの基本的な日常生活動作よりも複雑な動作のこと。具体的には掃除、料理、洗濯、買い物などの家事、交通機関の利用、電話対応などのコミュニケーション、スケジュール調整、服薬管理、金銭管理などの日常生活動作を指す

図８　要支援・要介護の８つの区分（出典　朝日新聞「なかまぁる」2022年７月９日『「要支援」と「要介護」どう違う？専門家が詳しく解説します』）

プラン）の作成、そして市町村・サービス事業者・介護施設等との連絡調整を担当します。

このケースでは、まだ母親に大きな健康上の問題がなさそうなことから、まずはこれ以上、父親の状態が悪化しないよう身体機能を維持向上させるサービスが優先されるべきではないかと思います。

また、母親の負担を軽減させる意味でも、常時2人が顔を突き合わせている状況に少し変化をつけることも選択肢として考え得るでしょう。たとえば父親には、週に2回でも通所リハビリテーションを利用してもらうと、下肢筋力トレーニングはもちろんのこと、他者との人的交流による気分転換も期待できます。それによって母親もひととき介護から解放されるというメリットもあるでしょう。その一歩を踏み出すことは、人によっては困難な場合もありますが、このまま引きこもってしまえば、事態が悪化することも危惧《きぐ》されます。

なにより大切なのは、あなたを含め周りの人たちが、無理強いではなくできるだけ本人たちが自発的に意欲を持って前向きに意思決定できるよう、サポートしていくことです。そうすることで当事者も介護者も、それまで見出せなかった有意義な時を過ごすことができるようになるでしょう。

事例2　ひとり暮らしの親が心配

あなたの母親は85歳。父親はすでに亡くなっているため、あなたとは離れて一軒家にひとりで暮らしていました。高血圧と軽度の糖尿病で近所の内科診療所で投薬を受けている以外は、とくに大きな持病もなく、日常生活にも全く支障ないため介護認定も受けていません。ところがある日、自宅の玄関先で転倒して動けなくなっているところを偶然近所の人に発見され救急車で病院に搬送されたところ、右大腿骨頸部《けいぶ》骨折の診断で緊急入院、手術となってしまったのです。術後の経過は概《おおむ》ね順調で、そろそろ退院というところまでこぎつけましたが、自宅に帰っても以前のようにひとりですべて家事をおこなえる状態にまでは戻れていません。病院に見舞いに行くと、何度も同じ用件を尋ねることにも気づきました。本人は自宅に帰ることを切望していますが、自宅にひとりで生活させるのは心配です。とはいえ、あなたの家にもスペースがないため引き取ることも難しい状況です。

これはよくあるケースです。ひとりで帰すのも心配だけれども、同居するわけにもいかない。いつまでも入院させておくわけにもいかないし、本人も自宅で過ごすことを切望している。受傷前と比べるとＡＤＬは低下しているものの、サポートがあれば自宅での生活も不可能ではなさそうです。介護サービスを利用しながら、以前とできるだけ近い暮らしを維持することが、本人の意思を尊重することにもなり、最も適切な選択肢と考えられます。

ただ独居のため、もう少しリハビリが必要です。一方、救急車を受け入れるような病院は急性期病院ですから、術後の状態が安定すれば早期に退院するよう促してきます。そこで、自宅に帰るまでの間を繋ぐ場所が必要となってきます。

下肢の骨折でリハビリが必要な場合は、術後リハビリを専門的におこなう病院に転院するという選択肢があります。そこでリハビリをしつつ、並行して帰宅に向けた準備をしていくのです。

これまで母親は介護認定は受けていませんが、「同じ用件を何度も尋ねる」とありますので、家族が把握していないうちに、入院前から認知症を発症していた可能性も否定できません。大きな急性期病院であれば脳神経内科など、認知症の診断をおこなえる医師がいることもありますので、まず入院中に診断をつけてもらい、それを踏まえて介護認定を受けておくということも重要です。介護認定を受けておけば、リハビリ病院への転院後に順調にリハビリが進み、いざ帰宅するとなった場合でも、スムーズに介護サービスが開始できるからです。

リハビリ病院からの退院後は、認定された介護度を踏まえて、本人の希望を尊重しつつ自宅療養とし、訪問介護とデイサービス、通所リハビリを組み合わせていくのが良いでしょう。家族も週に1~2回くらいは本人の様子を見に行くことができればなお良いと思います。また入院前から治療していた高血圧と糖尿病については、通院が可能であれば以前のかかりつけ医にそのまま通えば良いですし、脚力的に困難であれば、訪問診療の導入を検討しても良いでしょう。もしかかりつけ医が在宅医療もおこなっているのであれば、なによりです。

在宅医療をおこなう診療所は、街の一般のクリニックとは異なる「在宅療養支援診療所」と分類されます。そのうちでも、次のような条件を満たす診療所は「機能強化型在宅療養支援診療所」と呼ばれています。その条件とは、在宅医療を担当する常勤の医師が3名以上配置されていること、24時間連絡を受ける体制、24時間往診可能な体制、24時間訪問看護ができる体制（訪問看護ステーションとの連携可）、有床診療所など緊急入院体制を有していること、年間に10件以上の緊急往診、4件以上の在宅看取《みと》りの実績を有することなどです。

私が主として診療をおこなっている有床診療所はこの認定を受けており、外来診療と訪問診療、入院治療とを組み合わせることで地域の人たちにたいして日々の健康観察から、発熱外来をはじめとした急性期疾患、慢性疾患の診療を幅広くおこないます。通常の外来診療とともに、通院困難となった方については在宅医療、そして在宅では対応困難な状態（専門的治療は除く）になった人には入院治療を、さらに在宅看取りに至るまで、切れ目なく対応することが可能です。

また地域の高次医療機関と連携することで、専門的な治療が必要な患者さんは紹介し、その治療が一段落したら、また外来や在宅で診療を引き継ぐといった、有機的かつ機動的な対応を柔軟におこなえます。まさに地域密着型の医療機関であると言えます。このような医療機関が「かかりつけ医」であれば心強いですね。住み慣れたわが家で老後そして人生をまっとうする選択肢を増やすことが期待できます。お住まいの地域に、在宅療養支援診療所があるかどうか、ネット検索してみてはいかがでしょうか。

事例3　終末期の療養

あなたの父親は82歳。昨年直腸がんの手術を大学病院で受け、人工肛門《こうもん》が造設されています。手術を受けた時点で全身に転移があったため、がんにたいする根治手術はされていません。先日、呼吸が苦しくなって大学病院を受診し検査をおこなったところ、両側の肺転移が増え、胸水も溜《た》まっていることが判明。入院し、胸水を抜く処置を受けました。また腰痛もあったため検査をおこなったところ骨転移も認められました。主治医からは、予後は長くても2ヶ月、今後は近所の訪問診療可能な医療機関に移ってはどうかとすすめられました。父親は「入院はもうたくさん。早く家に帰りたい。今後どんな症状が出ようとも、絶対に入院はしない。住み慣れたわが家で最期を迎えたい」と、自身の状況については理解しています。父親は80歳の母親との2人暮らし。母親は持病はありませんが、完璧《かんぺき》主義かつ繊細な性格で、あなたは在宅で看取ることには不安があります。

このようながん終末期のケースもしばしば見られますので、考えておきましょう。

抗がん治療の適応がなくなった時点で、身近な医療機関での在宅医療へと移行させるため、大学病院等から私たちのような訪問診療をおこなう診療所に、数多く紹介されます。専門治療や急性期疾患を担う大学病院をはじめとした高次医療機関では、その治療が終了もしくは症状が安定した場合、患者さんのより身近な医療機関へとバトンタッチしていくことが通常です。

ただこの例では、治療が終了したわけではありません。症状も安定したどころか、今後はさまざまな症状が出てくることさえ予測される状態です。すでに「がんを叩《たた》く治療」はおこなわない方針となっていますが、がんの進行と転移によって生じる苦痛を緩和する医療については、むしろ積極的におこなわれるべきケースであると言えるでしょう。

もちろん高次医療機関であってもがん末期の緩和医療をおこなえないわけではありません。しかし居宅に医師や看護師が出向いておこなう訪問診療、訪問看護は、やはり私たちのような機能強化型在宅療養支援診療所を中心としたチームで対応する方が、より患者さんや家族のニーズに向き合いやすいと考えます。

このケースでは、今後、がんの転移による痛みのコントロールが必須《ひっす》と予測されるとともに、胸水の貯留による呼吸困難も出てくる可能性が考えられます。前者にたいしては、オピオイドを主体とした薬剤の投与、後者については在宅酸素療法をおこなうといった選択肢があります。これらは在宅でおこなわれるがんの緩和医療では日常的に使用されています。

またがんの進行とともに痩《や》せが進むと、腰や太ももの骨が出っ張っていて皮下脂肪の少ない部分は、ベッドに当たりやすいため褥瘡《じょくそう》を生じることも懸念されます。これについては訪問看護を導入し手厚くケアできる状況を整えておくことで、発生防止が期待できます。万が一生じてしまった場合にも、悪化させない処置をきめ細かにおこなうことができるでしょう。

がん末期の人を医師、看護師、介護士、理学療法士さらには歯科医師といった多職種でサポートできるのも在宅医療チームの強みです。苦しい症状を完全に取り除くことは困難でも、少しでも身体的・精神的な苦痛を緩和することができます。残された時間を住み慣れた自宅で家族とともに過ごすことができる在宅医療は、一つの大きな選択肢と言えるでしょう。

そうはいっても「自宅での看取り」と聞いて思い浮かぶのは同居家族の負担の大きさかもしれません。厚生労働省の調査によれば、「自宅で最期を迎えたい」という国民が7割いる一方で、がんによる死亡者のうちの約7割が病院死であり、在宅死は15%程度とのことです[4](図9)。

当然ながら最期を自宅で迎えるとなると、在宅医療チームだけではなく家族など当事者の

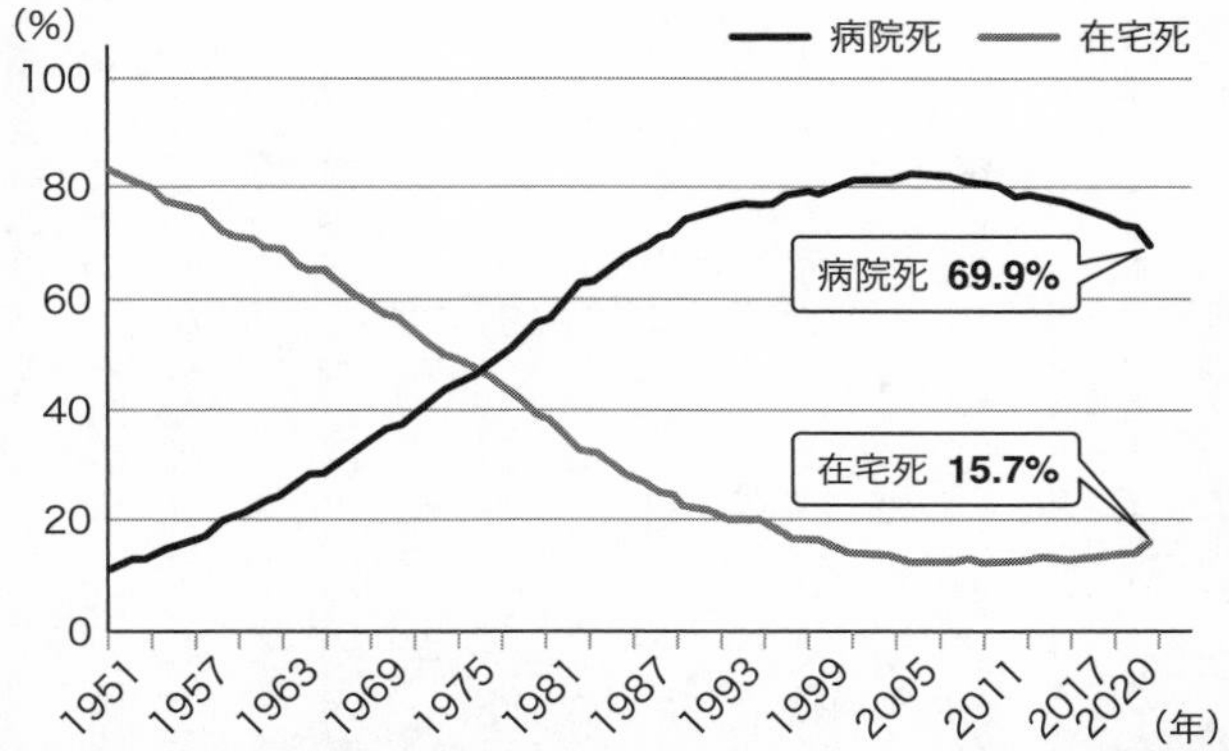

図９　在宅死と病院死の割合（出典　厚生労働省「人口動態調査」）

周りの人によるサポート、介護力も必要となってくるため、本人が望んでもその希望どおりになるとはかぎらないのが厳しい現実です。このケースでは母親も高齢ですが、加えて持病があったり、そのほか助けになる身内などがいなかったりする場合は、在宅看取りまで配偶者が担えるか、慎重な判断が必要となります。じつは在宅介護では患者さんのケアと同等またはそれ以上に、主介護者にたいする肉体的かつ精神的なケアとサポートが必要となるケースもあるのです。

最初は前向きかつ献身的に介護をしていた人でも、さまざまな苦痛を訴えはじめる当事者の変化に接しているうちに、驚き、悩み、怒り、悲しみ、という多様で複雑な心理変化が生じてきます。身近な人が苦しみ変わっていく姿を間近で見るのは辛いことでしょう。徐々に限界を感じ無力感や焦燥感に苛《さいな》まれる場合があります。

そしてその悩みを誰にぶつけてよいのかわからず、心労を積み重ねてしまい、当事者にたいして、本心からではない冷たい言葉や態度で接してしまうケースも珍しくありません。

私は家庭を訪問し、家族がそのような悩みを持っているのではないかと感じた場合、当事者の診察が終わった後に、玄関先などで「お疲れはたまっていませんか」「夜はゆっくり休めていますか」という言葉をかけるようにしています。気丈に「大丈夫ですよ」という人もいれば、涙ぐんで悩みを一気に吐露してくれる人もいます。そのようなとき、私はあえて「頑張って」という言葉はかけません。いずれの介護者も、すでに十分すぎるほど頑張ってきていることに変わりはないからです。それ以上に頑張らせればつぶれてしまうし、そもそも頑張りすぎる必要もないからです。

そうした方に「レスパイト入院」の選択肢があることを伝えるようにしています。「レスパイト」とは一時休憩の意味です。介護者にいったん「小休止」「息抜き」をしてもらうために当事者を一時的に入院させるのです。

主介護者が極限まで疲弊してしまうと、せっかくの貴重な最後の共有できる短い時間が辛く重苦しいものとなってしまいかねず、これは当事者と介護者双方にとって不幸です。ただ父親には「入院はもうたくさん。今後どんな症状が出ようとも、絶対に入院はしない」という強い希望があるため、レスパイト入院を勧めても本人が頑として拒否する可能性も否定はできません。

そのような事態にならないためにも、レスパイト入院という仕組みがあることを、在宅での緩和ケアに移行する前の高次医療機関での入院中の段階で、当事者と主介護者に伝えて理解を深めておいてもらうのが良いと考えます。

個人の性格だけでなく、これまで培われてきた当事者と家族との関係性やパワーバランスも考慮に入れる必要があるでしょう。しかし、主介護者を休ませ精神的なひっ迫から一時的であれ逃れさせることは、結果として当事者の精神的安定にも寄与するという事実、レスパイト入院はあくまで一時的かつ短期間のものであって、けっして病院に閉じ込める目的のものではないこと、これらを丁寧に説明すれば当事者の理解が得られることを、私は何度も経験しています。

在宅医療は、入院や外来に比べると医療行為そのものについては、環境や機材等の制約もあって、高い医療技術を提供できるものではありません。医師が手にしている医療機器は聴診器1本。できる検査は採血くらいです。しかしそのかわり、入院や外来ではできない患者さんとのコミュニケーションを中心とした医療ができる場であるとも言え、私はそこに大学病院にいたときとは違うやりがいを感じます。外来、入院、在宅には、それぞれが持つメリットとデメリットがあります。状況に応じて柔軟に使い分けることで、より実情にあったケアを受けられるようになるでしょう。

事例4　症状の変化で施設を変える決断を迫られる

あなたの母親は90歳。10年前に患った脳梗塞の後遺症で右半身に軽い麻痺《まひ》があり、4年前には認知症の診断を受けています。寝たきりではありませんが、居るはずのない女の子が見えると言ったり、お金を盗《と》られたと言い張ったりする幻視や妄想の症状があります。2年前まであなたが同居して介護していましたが、持病の糖尿病が悪化し透析をおこなうため通院することになり、自宅介護が困難となったことから、現在はグループホームに入居しています。先週、そのグループホームで新型コロナのクラスターが発生、母親も感染してしまいました。入院となりましたが、幸い重症化することなく症状は軽快したため退院。またグループホームに帰ってきました。しかし感染前と比べて食事量が激減し、ＡＤＬが極端に低下してしまったのです。このままでは徐々に衰弱してしまうので、せめて点滴くらいはしてほしいと施設に申し出ると「ここでは点滴などの医療行為はできません。万が一のときのお看取りの対応もできないので、これらを希望される場合は、他の施設への転出を考えてください」と言われました。

入所するだけでも、スムーズにはいかない場合もあるのですが、この事例は、やっと見つけた施設もけっして「終《つい》の住処《すみか》」とはならない一例です。

２０２２年に流行の主流となったオミクロン株以降、高齢者のワクチン接種率の高まりとも相まって、高齢者が感染しても重症化せずに急性期を乗り越えるケースが増えてきました。私の携わっていた高齢者施設でも当時クラスターを経験しましたが、基礎疾患を持つ人でも入院するケースはそれほど多くありませんでした。

しかし熱や咳といったコロナの主要な症状が消失したにもかかわらず、食欲がもどらなかったり元気がなくなってしまったりする人、そのまま老衰が進行して数週間後に亡くなってしまうケースをたびたび経験しました。施設によっては、そのような状態変化に対応できないところもあるので注意が必要です。

介護施設にはいろいろな種類がありますが、それぞれの機能と質はさまざまなので、施設選びは先のことまで考えておこないましょう。入居者のＡＤＬや認知度に応じた対応だけでなく、医療的ケアの必要度とそれに応じた体制の有無と質を具体的に確認しておくことが非常に重要です。たとえば看護師が配置されているか否か、身体に留置されているカテーテル等の管理の可否、夜間の体制、急変時の対応と連携医療機関の有無、看取りの可否などです。

看護師が配置されていない施設の場合、入居時は医療的なケアを要しなかった人が、後に疾患等が発症したときに、対応が困難として他の施設に移るよう求められることがあります。経管栄養のチューブや気管カニューレをはじめ、尿道カテーテルが留置されている人への対応も困難という施設から入院した場合は、容体が安定し、入院中の医療機関からの退院が見えてきた段階で、同じ施設にまた戻れるかどうか、施設側と早めに相談しておくことが重要です。

退院できる状態にはなったものの、以前の施設に戻れないのであれば対応可能な施設を探さねばなりませんが、すぐに見つけられるかどうかもわかりません。病院側としても、とくに急性期病院の場合は在院日数をできるだけ短くしなければならないため、容体が安定したと判断した時点で早期退院を促してくる可能性も十分考えられます。

このケースでは、退院時には経管栄養や身体へのカテーテル留置などはありませんから、新型コロナの急性期治療が終わり、他者への感染リスクがなくなったと判断された時点で、もとのグループホームに帰されることになるでしょう。とくに流行の波がピークを迎えていたときなどは、入院できただけでも幸運とされたくらい医療現場はひっ迫していましたから、急性期を脱した患者さんには平時以上に早期退院の圧力がかかったとしても何ら不思議はありません。

老衰が進行して経口摂取が進まなくなってきた場合に点滴をどうするかという問題は、たびたび議論になります。第一章では、老衰の終末期に徐々に食欲がなくなっていくことは自然の経過であり、食欲がなくなることは、その本人が、「もうそろそろお終いにしよう」という自然の意思表示、言うなれば「声なき訴え」でもあると記しました。そして、それを周りの人たちがいかに穏やかに温かく見守っていくか、という視点もとても大切なことではないかとも述べました。

点滴にかぎらず、なんらかの処置によって当事者の苦痛が緩和されるのであれば、すべきものと判断して差し支えないですが、かえって苦痛を増やしかねないのであれば、たとえ生存期間を多少長引かせる効果があっても、慎重に考慮すべきというのが私の基本的な考え方です。

ただこのケースでは、お看取りの対応についても困難とのことですので、点滴がおこなえるか否かだけでなく、母親をどのような形でお見送りするのかということまで見据えて方向性を決めていく必要があるでしょう。

事例5　施設で病状が急変

あなたの87歳になる母親は介護付き有料老人ホームに入居中です。その施設は日中のみ看護師が配置されています。3年前に間質性肺炎の診断を受けていますが、息切れはなく酸素も不要な状態です。施設には2週間に1回、提携しているA病院から医師が来所し、診察と常用薬の定期処方をしていきます。ある日の夕方、38・7度の発熱をきたしました。数日前から軽く咳き込んでいたこともあって、日勤の終了間際に状態を確認した看護師は、肺炎をおこしている可能性を考え、A病院に連絡し、臨時往診を依頼しました。すでに午後6時を過ぎていたこともあり、来所した医師はいつもの主治医ではなく非常勤の当直医でした。医師は簡単な診察を済ませたのちに、念のためにと新型コロナの抗原検査のみおこない、陰性の結果を確認すると「コロナではなさそうですね。また明日の具合で主治医に相談してください」と解熱剤の頓服《とんぷく》のみを処方して帰っていきました。翌日、呼吸状態が悪化したため、主治医はA病院を受診させました。検査の結果、誤嚥性肺炎と診断され緊急入院となりました。

これもよく経験するケースです。科学的根拠はまったく無いのですが、夕方から夜間という、一番人手の足りない時間帯になぜかこのような事態が往々にして発覚します。主治医が診察すれば、基礎疾患から肺炎を即座に疑い、早めに医療機関に搬送したでしょうが、経過をよく把握していない当直医の場合は、このケースのように解熱剤で翌朝まで経過をみようとすることがあるかもしれません。

ただこの当直医を擁護するわけではありませんが、肺炎を疑ったところで、夜間に医療機関へ緊急搬送するかどうかは意外と難しい判断です。受け入れ可能な病院があるとはかぎりませんし、いざ受け入れ先が見つかって搬送となっても、行った先で「夜間にて検査はできない」「専門医がいない」といった理由で、特別な検査も治療もされないまま、「また明日の日中の外来を受診してください」と解熱剤のみの処方で帰されるケースも珍しくないのです。

こうした残念な経験を過去にしたことのある医師の場合はとくに、どうせ夜間に搬送しても意味がないと、その場しのぎの対応で済ませることもあるでしょう。

この事例を挙げた理由は、急変した人が発生したときに、施設としてどのような体制をとっているのか、ということも施設選びの際に確認しておきたい点であるからです。経営母体によって安全対策における考え方、緊急時の対応に違いがあることは珍しくありません。

私がこれまでかかわった施設のなかには、少し足元がよろけて、壁に頭を軽くゴンとぶつけただけでも、必ず病院に連れていき頭部ＣＴ検査を受けさせるところもあれば、発熱が続いているのに解熱剤だけで数日のあいだ経過観察とされているところもありました。新型コロナのクラスターが発覚すると面倒だとの理由から、利用者に発熱者が出ても検査を積極的におこなわないようにとの指示が出されている施設に遭遇したときには言葉を失いました。

当然ながらこれらの内部事情は外部者からはわかりませんが、最低限確認したいのは、医療機関による後方支援体制がどのようになっているのかという点と、どのような場合に搬送すると判断しているのかという点です。

それらを確認したうえで、家族として、当事者がどのような状態の場合に医療機関に搬送してほしいとか、搬送せずに施設内で経過を見てほしいといった希望を伝えておくことは大切です。心停止時の蘇生《そせい》行為はしないとの希望を持っていたにもかかわらず、それが十分に伝わっていなかったことで、心肺停止の際に救急車を呼ばれてしまい、結果、望まない心肺蘇生行為がおこなわれてしまったというケースも、まったく耳にしないわけではないからです。

自分の希望をあぶり出す

本章では、事例1で「介護の必要性を意識しはじめたとき」をまず取り上げました。そして事例2で少し進んだ「要介護状態になったとき」、事例3ではより介護の必要性が増した「入院から在宅医療に移行したとき」、そして事例4と5では「施設入居後に状態が変化したとき」から「施設選びのポイント」まで考えてきました。

もちろんこのほかにも、じつにさまざまなケースがあります。当事者の病態や認知度といった状態も千差万別ですし、さらに当事者を取り巻く環境、人間関係、生い立ちや性格、知識、理解力、嗜好《しこう》、宗教、信条なども多種多様ですから、それらの組み合わせを考えれば、一つとして同一のものは存在せず、無数のパターンがあり得ます。もちろん解も一つとはかぎりません。私もそのつど、当事者や家族の意見はもちろんのこと、スタッフとも意見交換しながら、何が当事者にとってベストなのか、つねに柔軟に思考することを心がけています。

当事者（家族を含む）も、ひとたび希望や方向性を決めたからといって、変えてはいけないということはありません。「自宅で介護か、施設に入ってもらうか」という二者択一の思考に陥りがちですが、それも正しいとは言えません。いったん施設に入っても、状況に応じて自宅に戻るという選択肢もありますし、自宅と施設とを行き来するという介護のやり方もあるからです。

なにより大切なのは、置かれた状況や事例のパターンに自らの希望を合わせていくのではなく、まず自分が「どうしてほしいか」「どうされたくないか」という根幹部分の希望を明確化しておくことです。その希望を実現するために「欠けていること」をあぶり出し、それを補うためには何が必要かを考えたうえで、最も希望に合った利用可能なサービスや施設を見つけ出していくという作業が重要と言えましょう。

もちろんこの作業は、当事者単独では困難ですし、家族を交えても難しい場合も多々あります。しかしひとりですべて抱え込んで悩まないでください。そのために地域包括支援センターやケアマネジャー、介護士、介護施設といった介護を支えるシステム、訪問診療医、訪問看護師、理学療法士といった在宅での医療的ケアを支える仕組みがあるのです。

ですから「介護」という言葉がふと脳裏によぎったときは、まず相談することが重要なのです。相談したからといって、すぐにサービスを使い始めないといけないわけでもありません。いったん始めてみて、もし希望に合わなければ、そこで再考すればいいのです。とくに「まだ私は人の世話になりたくない」という人にこそ、この柔軟な考え方を説明して、早めに相談だけでもしておくように働きかけることが、家族を含めた当事者の周りにいる人に求められる行動であると私は考えています。

(4)https://www.nikkei.com/nstyle-article/DGXZQOLM133GQ0T10C23A3000000/

第四章

不安につけ込む商売にご用心

転ばぬ先の杖にならない高齢者向け商品

「転ばぬ先の杖《つえ》」という慣用句があります。失敗しないように前もって準備しておくことという意味ですが、「老化による不都合で悩む前から準備をしておきましょう」との趣旨の本書は、まさにこの「杖」の役割になれればとの思いで書いています。その意味で本書は高齢者向けといえますが、超高齢社会を迎えた今、世間は高齢者向け商品であふれかえっている状況です。しかし杖にならないものにお金をかけて失敗するのでは、元も子もありません。

そこで本章では、これらの商品のなかでも購入する際にとくに注意すべき3つをお伝えしたいと思います。

おすすめできない「サプリメント」

フレイル、認知症を現実のものとして感じる以前に、多くの人が加齢による身体変化で実感するのが、視力と関節の不具合ではないでしょうか。大学を卒業して30年が経つ私もそのひとりです。久しぶりの同窓会に出席すると、旧友どうしが容貌《ようぼう》の変化を指さし合って大笑いしながら、互いに加齢とともに生じてきた不具合を愚痴り合う（自慢し合う？）という光景もよく見かけますよね。

外来で一般内科の患者さんを診察していても、「内科よりも今一番の悩みは膝の痛みなんです」という変形性膝関節症《しつかんせつしょう》に悩む高齢者は少なくありません。整形外科で膝にヒアルロン酸の注射を定期的におこなっている、あるいは接骨院でマッサージや電気治療をしているという方にも日常的に遭遇します。

これらの方々の中には「なかなか良くならない」「病院に行っても痛み止めと湿布の処方だけだからもう行かない」となかば諦めつつ、テレビＣＭなどで見た「膝の痛みに効くサプリメント」を飲んでいる人もけっこういらっしゃるのです。

また「娘から身体にいいからと言われてサプリメントが送られてきたのだけれど、今飲んでいるお薬と併用しても良いものでしょうか」という質問をいただくことも、たびたびあります。離れて住んでいる娘さんからすれば、なにか親にできることはないかと考え、サプリメントを贈ろうと思いつくのは、ごく自然なことかもしれません。

しかしこのサプリメント、医師の立場からすると積極的におすすめするとは言えません。むしろ私は、なるべく使わないようにとお話ししています。理由は、効果が不定であるばかりでなく、かえって害となることもあり得るからです。

テレビＣＭに出演している俳優さんが謳っているように、「膝の痛みに効くサプリメント」を服用することで劇的に階段の昇り降りが楽になるというのが、真実であったとしましょう。しかし、それをもってこのサプリメントが有効であるということにはなりません。あくまでそれは、その俳優さんの「個人の感想」に過ぎないからです。

もしこのサプリメントを使用した人が、使用していない人と比較して医学的な根拠をもって症状に改善がみられたというデータがあれば、それは整形外科で処方されるどんな薬よりも効くということになりますから、医薬品として認可されて保険診療で処方できるものとなるはずです。

現実には、そのようなサプリメントはありません。見た目は錠剤やカプセルですから薬のように見えますが、あくまでも「食品」であって有効性が確認された薬剤ではないのです。まずここをしっかりと確認しておいてください。

ただ効果がないだけで人体にまったく無害であるなら、医師の立場から使わないようにとわざわざ言うこともありません。私が問題視しているのは、これらのサプリメントのなかに、健康を損なうものもあるからなのです。

じっさい私の担当する患者さんにも有害事象が生じたことがありました。私がサプリメントについて積極的に注意喚起することにしたのは、その恐ろしい経験もあったからです。

その患者さんは、高血圧で定期的に外来に通院していた高齢女性でした。降圧剤は服用しているものの1種類のみで良好にコントロールされており、定期的な健診で採血検査をおこなっても、毎回なんら異常なく極めて安定していました。

ところが、あるとき定期的な血液検査をおこなったところ、これまで正常であった肝機能の数値が急激に悪化していたのです。本人はなんら自覚症状もなく、お元気。お酒も飲まない方でしたし、私が処方していた薬ももう10年以上も飲んでいたもので、ほかに臨時に処方したものはありませんでした。なにか別の医療機関でもらった薬はないかと訊《き》いても「ない」とのこと。つまりとくに肝機能を悪化させる要因が見当たらなかったのです。

2人して首を傾げつつ、しばし沈黙の時が流れました。すると、ふと「関係あるかどうかわかりませんが」と前置きして彼女は「膝痛に効くと友人に聞いたので、3ヶ月くらい前からサプリメントは飲んでます」と言うのです。

思わず私は膝を打ち、「それだ！」と声をあげてしまいました。そのサプリメントはテレビＣＭでも見たことのある「膝の痛みに効く」と謳われていたものです。本人もその効果に疑問を持ち始めていたこともあって、早速そのサプリメントの使用を中止するように指示、一定期間をおいて後日あらためて採血をおこなったところ、肝機能はすっかり元通りになっていたのでした。

このように使用することで有害事象が生じるものが市販されている現状を私は非常に問題視しています。テレビＣＭだけでなく、新聞の一面広告やインターネットのバナー広告などにも高齢者をターゲットとしたサプリメントが宣伝されていますが、これらの多くはその効果と安全性を国の行政機関によって担保されたものではありません。

消費者庁は「からだの生理学的機能などに影響を与える保健効能成分（関与成分）を含み、その摂取により、特定の保健の目的が期待できる旨の表示（保健の用途の表示）をする食品」として特定保健用食品（トクホ）を定めています。「一生杖なしで歩ける！」「1日1粒で実感！」などと膝の痛みに絶大な効果を謳っているサプリメントは、トクホだと思っている方もいるでしょう。しかし広告を隅々まで読むと違います。それこそ視力の低下した高齢者には読めない小さな字で「本品は、特定保健用食品と異なり、消費者庁長官による個別審査を受けたものではありません」「本品は、疾病の診断、治療、予防を目的としたものではありません」と記されているのです。つまりこれらは、奇《く》しくも販売者自ら認めているように、効果も安全性もなんら保証されていない商品ということです。

もっともサプリメントのなかにも粗悪品でないものはあるでしょう。害もなく、使ってみて調子が良いと思う人にまで、止めなさいとは言いません。しかし外来などで「このサプリメントを飲んでも良いですか」と訊かれても、私たち医師は「大丈夫です」とは答えられません。国に認可されたものでもなければ、粗悪品でないと太鼓判を押せるもの、安全と思われるものを選別する判断根拠を持たないからです。

そして「効果がある」と言えるものを選別することは、さらに困難です。広告には、その商品に含有されているという成分に効果があることを示すデータやグラフが掲載されているものもありますが、そもそもその商品に、その成分が本当に含まれているかどうかもわかりません。

もしその成分がしっかりと含まれていたとしても、医療機関で処方される医薬品を凌《しの》ぐ効果があるはずはありません。先述したように、医薬品として保険収載されるはずだからです。

はっきり言えば、絶大な効果を謳うサプリメントの広告は、消費者を欺くものと私は考えます。医療機関にかかっても治らない膝の痛みに悩む、藁《わら》にもすがりたい高齢者の気持ちを手玉にとって、少ない年金収入から高額の費用を支払わせようとするこれらの商品には、高齢者医療に携わる者として憤りを感じずにはいられません。

このような理由から、私は外来などで患者さんからサプリメントについて相談を受けたときには、以上の話をわかりやすく述べた上で、医師の立場としてはおすすめしない旨を、はっきりと伝えています。そして治らない膝の痛みについては、もう一度、整形外科の主治医に相談して納得できるまで説明してもらうようにすすめています。

ただこの際、一つだけ気をつけているのは、その高齢患者さんのお子さん、とくに遠方に住んでいて、なかなか会いに来られない方が、親の健康を心配してサプリメントを送ってきたというケースです。親のために「善かれ」と思って送ってきてくれたお子さんの気持ち、それにたいする親の子への感謝の気持ちを踏み躙《にじ》らないよう、言葉を極力選んで、おすすめしない旨を伝えるようにしています。

「認知症保険」で不安は解消できるか

長寿社会の反映か、サプリメントと同様、「老い」の不安につけこむような商品も増えてきます。腹立たしいことではありますが。第二章で取り上げた認知症についても、2025年には5人に1人が発症するなどと聞けば、「認知症になったらどうしよう」「家族に迷惑をかけないために今からできることはないだろうか」と不安を感じる人も多いでしょう。それを大きな商機ととらえる企業が出てきても、なんら不思議なことではありません。

「認知症保険」なる商品が相次いで発売されていますが、これもまさに不安につけこむような商品だと私は思います。これらを販売する保険会社の広告には「経済的負担が大きい認知症介護に手厚く備えられます」であるとか「人生100年時代の今だからこそ、ご自分や家族のために今から備えておきませんか？」といった文言が躍っています。この広告を見て、いっそう不安にかられて焦ってしまう人が増えても、無理からぬことでしょう。

では「認知症保険」は、本当に不安を解消してくれるものなのでしょうか。どれほどの安心を買うことができるのでしょうか。購入しておかないと、将来かなり困った事態に陥ってしまうのでしょうか。もし困るのであれば加入も検討せざるを得ませんので、ファイナンシャル・プランナーの資格を持つ医師としての視点から、この商品を少し分析してみようと思います。さっそく各社のホームページから数種類の商品を検索し読み込んでみました。

現在「認知症保険」は複数の生命保険あるいは損害保険会社から発売され、社で多少の違いはあるものの、多くの場合、保険料はいわゆる「掛け捨て」であるようです。すなわち払い込んだ保険料は保険金の支払い事由が生じなかった場合は手元に戻らず、途中で解約した場合も返戻金はないということです。

まず加入条件として既往歴は無視できません。第二章で述べましたが、認知症はアルツハイマー病だけではなく、脳梗塞など脳血管疾患も原因となり得ることから、これらの既往がある人の加入は困難です。そのほか脳腫瘍《しゅよう》や水頭症、てんかん、パーキンソン病、うつ病、統合失調症、アルコール依存症などの診断・治療歴がある場合も加入できない可能性があると思ってください。商品によっては、心筋梗塞や心房細動、弁膜症、狭心症といった循環器疾患、パニック障害や神経症、心因反応などの既往もないことを加入の条件としているものもあります。

このように加入の段階で対象者はかなり選別されます。しかし問題は、加入できて保険料を払い込んでも、それに見合った必要かつ十分な保障があるのかという点です。

ある商品では「初めて認知症と医師により確定診断されたとき」に、住宅改修や介護ベッドなどの諸費用を賄うための「認知症一時金」として１００万円が支払われるとされています。他の商品では「軽度認知障害と医師により確定診断されたとき」に「軽度認知障害一時金」としてまず5万円が、その一時金の受け取り後に初めて認知症と確定診断されたときに残りの95万円が支払われる、という2段階での保障を謳っているものもあります。

さて、ここで気になるのが「軽度認知障害への保障」です。最近これを売りにしている商品を見かけますが、はたしてお得と言えるのでしょうか。

第二章でも述べたように、認知症の診断は単純ではありません。とくに軽度認知障害の診断をつけるのは、街の多くのかかりつけ医では難しいと思った方がよいでしょう。神経内科の専門医など、認知症の専門知識とスキルを十分に持ち、経験豊富な医師であれば不可能ではないかもしれませんが、一般の内科クリニックで、これらの専門医に出会える機会はそう多くはありません。

つまり「最近ちょっと変だから、かかりつけ医の先生に診断してもらえば保険金も下りるかも」と安易に考えるのは早計です。保険会社としても保険金を支払うのですから、「確定診断」の根拠が曖昧《あいまい》なものでは認めてくれないでしょう。

インターネットでは、軽度認知障害の早期診断が認知症への発展を防ぐために大切などとして、「MCIスクリーニング検査」という血液での診断を呼びかける医療機関の広告が見つかります。検査費用には健康保険は適用されず、相場は安くても2万円です。この検査によって診断がつけば保障が下りるかもしれませんが、2万円をかけて診断がついても保障はたったの5万円。それでも加入しようと思うでしょうか。

認知症の確定診断がついても、保障が簡単に手に入るとはかぎりません。商品によっては、医師による確定診断だけでなく「公的介護保険制度における要介護度が認定されていること」を支払事由の条件としているものもあるからです。もちろん認知症の診断がついていれば要介護1以上の認定が下りる可能性はありますが、介護認定には申請してから一定の時間がかかります。現金が欲しいときにすぐ受け取れるといった過度な期待は禁物です。

また「医師により所定の認知症と診断されれば手厚い保障」などと謳っている商品の場合、その「所定の認知症」とはいかなる状態を指すのかを、十分確認しておかねばなりません。商品によっては、軽度の認知症を保障対象としないものもあるためです。

ある大手生命保険会社の商品を調べてみると、この「所定の認知症」とは「『認知症高齢者の日常生活自立度判定基準』(図10)がⅢ、Ⅳ、Mのいずれかと判定されている状態」を指していることがわかり、私は非常に驚きました。これは認知症のうちでもかなり進行した状態だからです。

この基準におけるⅢとは「日常生活に支障を来すような症状・行動や意思疎通の困難さがときどき見られ、介護を必要とする」もの、Ⅳとはこれらの困難さが「頻繁に見られ、常に介護を必要とする」もの、さらにMは「著しい精神症状や問題行動あるいは重篤な身体疾患が見られ、専門医療を必要とする」もので、最も重度の認知症です。

具体的に言えば、これらに該当する人は、ほぼ常に介護者による見守りや介助が必要であり、夜間はもちろん日中でもひとりではおいておけません。この状態に至るまで保障が下りないというのはかなり高いハードルと言えます。

この商品では、「所定の認知症」に該当し、かつ「公的介護保険制度の要介護1以上と認定されたとき」を保障の条件としていますが、前者の条件に該当する認知症はすでに前述の状態にまで進んだものを指すため、介護申請をすれば要介護1どころではないはずです。

この広告を見て「要介護1で医師に認知症と言われれば保険金が下りる」などと、介護度の条件のハードルの低さに目を奪われて加入してしまうと、せっかく保険料を払い込んでも、かなり重度の認知症とならないかぎり保険金が支払われないという極めて悲惨なことになりかねません。高齢者医療・在宅医療に従事する私の目には、この商品の広告は消費者を欺きかねないものにすら映ります。

さてこのような「認知症保険」ですが、果たして販売の方は伸びているのでしょうか。近

ランク	判定基準	見られる症状・行動の例
I	何らかの認知症を有するが、日常生活は家庭内及び社会的にほぼ自立している。	
II	日常生活に支障を来すような症状・行動や意志疎通の困難さが多少見られても、誰かが注意していれば自立できる。	
IIa	家庭外で上記IIの状態が見られる。	たびたび道に迷うとか、買い物や事務、金銭管理などそれまでできたことにミスが目立つ等
IIb	家庭内でも上記IIの状態が見られる。	服薬管理ができない、電話の対応や訪問者との対応などひとりで留守番ができない等
III	日常生活に支障を来すような症状・行動や意志疎通の困難さがときどき見られ、介護を必要とする。	
IIIa	日中を中心として上記IIIの状態が見られる。	着替え、食事、排便・排尿が上手にできない・時間がかかる、やたらに物を口に入れる、物を拾い集める、徘徊、失禁、大声・奇声を上げる、火の不始末、不潔行為、性的異常行為等
IIIb	夜間を中心として上記IIIの状態が見られる。	ランクIIIaに同じ
IV	日常生活に支障を来すような症状・行動や意志疎通の困難さが頻繁に見られ、常に介護を必要とする。	ランクIIIに同じ
M	著しい精神症状や問題行動あるいは重篤な身体疾患が見られ、専門医療を必要とする。	せん妄、妄想、興奮、自傷・他害等の精神症状や精神症状に起因する問題行動が継続する状態等

図 10　介護度の基準（出典　厚生労働省「要介護認定　認定調査員テキスト改訂版 2009」）

所にある保険商品の無料相談窓口に〝取材〟をかけてみたところ、窓口の相談員は苦笑しながら首を横に振りました。

「月に1～2件程度ですかね……。正直、売れているとは言えません。買われる人は70歳あたりの自営業者など、まだ現役で仕事をしている人が多い印象です。認知症で働けなくなったときのことを心配されているのかもしれません」

と述べたのち、某社の商品を例にとって、

「この商品の場合、保障金額は100万円からとなっているのですが、それではあまりに金額が低いため、この商品を買う方は500万円くらいの保障を選んでいます。そうすると毎月の保険料は8000円にもなります。認知症への保障だけでこの金額、しかも掛け捨てですから、私は積極的におすすめしていません」

と正直にコメントしてくれました。

もっとも「月に1～2件程度」というのは、この窓口の相談員が手がけた数もしくは主観的な印象でしょうから、じっさいの販売実績を忠実に反映しているとは言えませんが、公益財団法人「生命保険文化センター」が公表している21年度「生命保険に関する全国実態調査」によれば、認知症保険の世帯加入率は6・6%とのことです。民間の介護保険・介護特約の世帯加入率16・7%と比較しても半分以下ですから、やはり現状でもけっして加入者は多いとは言えないようです。

「5人に1人が認知症」になる時代とはいえ、自分がその1人になるかわからないだけでなく、支払い条件を満たす状況になるかは、かなり不透明と言えます。これだけ高額の掛け捨て保険料を払い続けるメリットはあるのか、そもそも認知症になるまで、この保険料を払い続けていけるのか、そう考えると個人的には、その余裕があるなら他に使途があるのではないかと思います。

そもそも医療にも介護にも公的保険制度が存在しています。保険会社としては、そこにカバーしきれない部分があるから「民間保険で賄いましょう」として商品を販売しているのでしょうが、果たしてそれは社会の仕組みとして健全なものと言えるでしょうか。

私はそうは思いません。医療も介護も、超高齢社会となった昨今の日本において、ややもすると「お荷物」、無駄な出費とされがちですが、それは大きな間違いです。これらは、この国に生きるすべての人において必要不可欠かつ最重要なインフラであって、けっして削られるべきものではありません。

そして医療と介護のサービスは、財力の多寡で格差を生じさせてはならないものであることは言うまでもありません。私たちは法のもとで平等であり、その生存権は憲法第25条で国家が保障するよう規定されているはずだからです。前著でも述べましたが、自己責任と自助努力で賄おうではないかという社会は、あまりにも不健全で歪《ゆが》んでいると私は強く思うのです。

この「認知症保険」について言えば、これだけ高額な保険料を掛け捨てで支払うには相応の財力が要ります。そうした人にとっては、わざわざ買わなくても良い商品であるとも言えるでしょう。一方、経済的に余裕がない人にとっては無縁な商品となります。なかなか売れない原因は、そこにあるのかもしれません。

ただ私はこの商品を考察するなかで、公的保険制度とはなにか、そして自助・自己責任が叫ばれることの多くなったわが国における商売について、今一度考える機会を与えてもらいました。そういう意味においては、案外優れものと言えるかもしれません。

耳を疑うような施設の話

第三章では、自宅での生活を続けることが困難となった際に、どのような基準や視点で施設を選ぶべきかといったお話をしました。費用はもちろん、施設というハコモノ、さらにスタッフやシステムといったソフト面においても、相性や好みは人によって異なりますから、一概に良い施設と悪い施設とを線引きすることは難しいと言えるでしょう。しかし少なくとも、高齢者でお金を儲《もう》けようとする施設にだけは引っかかってはいけません。

私のように在宅医療に従事していると、施設内部についてよく知るスタッフから、いろいろな情報が入ってきます。なかには利用者を本当にひとりの尊厳ある個人として考えているのだろうか、と耳を疑うような話を聞くこともあります。

テレビCMでも有名な「入居金ゼロ」を謳う介護付き有料老人ホームを全国展開している企業に勤めていたナースの話は衝撃的でした。

彼女が勤務していた施設では、1日に最低1回、入居者の部屋にかつての新幹線の車内販売のように、お菓子と梅干しや佃煮《つくだに》といった「ご飯のお供」が山積みとなったワゴンを巡回させていました。購入を入居者に促すことが上司の指示でおこなわれていたというのです。

その〝業務〟は通常は他のスタッフがおこなっていましたが、人手が足りないときはナースも手伝うよう指示されていたとのこと。自由に外出して買い物に行くことのできない入居者にとっては、このようなワゴン販売は非常に便利であると言えますが、人によっては糖尿病や高血圧の持病のため、糖質や塩分の摂取を制限されている場合もあるはずです。

しかしこれらの販売時には、そのような基礎疾患や制限は考慮されていなかったというのです。それればかりか、物品の値段はもちろん、料金が発生することすら入居者に説明されていなかったといいます。

認知機能が低下している入居者のなかには、タダで配られているものと思い込み、「あら、いつも悪いわね」と大喜びしていた人もいたといいます。有料と認識せず、促されるままに手に取っているうちに、いつのまにか相当な金額が積み重なってしまうこともあるでしょう。またある認知症の入居者の部屋には、食べきれないお菓子が山積みとなっていて、カステラなど賞味期限の短いお菓子は、訪室するたびにスタッフが廃棄していたといいます。こうなると、理解力の乏しい高齢者をカモにした悪質商法とさえ言えます。

それにしても、なぜスタッフたちはこのようなことに加担してしまっていたのでしょうか。良心がとがめないのか疑問に思ったので、このナースに尋ねてみると、これらの売り上げには経営者側からノルマが設定されていて、達成できなかった施設の管理者は経営者側から厳しい指導を受けるシステムができていたということでした。

なかには良心の呵責《かしゃく》から押し売りによるノルマ達成を諦めた施設管理者もいたそうです。その人は泣く泣く自腹でお菓子を購入して帳尻《ちょうじり》を合わせていたというのですから、この企業の経営方針による被害者は入居者だけでなく、中間管理職から末端のスタッフにまで及んでいたと言えるでしょう。

親や親族を託している家族にとっては、信じがたいことが施設内でおこなわれていたわけですが、やはり月々の費用の増加に驚いた家族からの問い合わせもあったそうです。施設側がどのように家族に説明していたのか、彼女は把握できなかったそうですが、数年前にその施設を退職するまでは、このワゴン販売はおこなわれていたとのことですから、大きなトラブルには発展しなかったのかもしれません。

彼女は、なかなか介護施設探しが難しい現状で、せっかく入居金ゼロで入ることができた施設側と、お菓子の費用くらいで揉《も》めて関係を悪くしたくないという気持ちもあったのではないか、とも語っていました。さまざまな事情はあるでしょうが、当事者が「蚊帳《かや》の外」というのは、あまりにも気の毒だと感じました。

「入居金ゼロ」という謳い文句に惹《ひ》かれてしまうのは仕方のないことかもしれません。しかし介護施設を運営している彼らは、ボランティアではありません。商売です。「ゼロ」の部分は他で埋め合わせ、いやそれを超える利潤を生むスキームがあるからこそ、その商売は成り立つわけです。

ドライな意見かもしれませんが、本章で取り上げた3つの商品「サプリメント、保険、施設」は、いずれも販売する会社にとっては儲けるための道具であるとの認識を持っておくことも必要ではないかと考えます。それを踏まえて私たち消費者は、これらの商品の「質」がいかなる信用に足るエビデンスによって担保されているかを吟味すべきです。そして購入するにあたっては、支出する費用は適正か、さらにその商品を消費することによって不利益を被った場合の補償はあるのか、これらの精査も重要です。

華やかかつ広く大きく宣伝されている「商品」であればなおさら、信用せずに疑いの目を持って吟味するに越したことはありません。言うまでもないことですが、広告に多額の費用を投入できているということは、その企業が、それだけ利潤すなわち消費者から原価を相当上回る利益を得ているという意味に他なりません。

その意味では、老化によって直面するかもしれない不都合より、「テレビCMで見た有名商品だから安心」「新聞に大きく宣伝が出ていたから間違いない」などの誤った判断で失敗してしまうことの方が、私にはより大きな不安に思えてしまうのです。

第五章 賢い「かかりつけ医」の活用術

健康診断って必要なの？

最近よく、高齢者について「もう薬を飲む必要はない」「健康診断もする必要はない」といった記事を週刊誌やネットメディアで見かけます。その趣旨は、健康診断が過剰に異常値をあぶり出すことで、治療不要な病人を新たに作りだしている、医師は彼らに必要のない薬を処方し、その結果高齢者に副作用という害をおよぼしている、というものです。そしてこのような「薬漬け医療」は、製薬会社と悪徳医者の癒着の問題なのだなどと、センセーショナルな見出しとともに一刀両断にしています。

たしかに読みものとしては面白いですし、一般の読者なら、なるほどと思ってしまうかもしれません。第一章でも述べたように、高齢者におけるポリファーマシーの問題は事実として存在しますから、薬漬け医療などないとも言えません。しかし、これらはあまりに短絡的に単純化され、さもすべての高齢者に当てはまるかのように書かれていますから、鵜呑《うの》みにしてしまわないよう注意してください。

高齢者であっても薬による継続治療が必要な人もいますし、健診で見つかった異常も放置して良いものばかりではありません。さらにこれらの記事に煽《あお》られることよって、続けてきた治療にまで疑いを抱く方もいるのではないでしょうか。そうなればせっかく築いてきたかかりつけ医との信頼関係までも台無しにしてしまいかねません。そのような不幸が生じることを、私は最も懸念しています。

もちろん投薬や健康診断をおこなうことで医療機関は一定の収入を得ます。しかしその目的はカネ儲けではありません。あくまでも患者さんにより良い生活を送ってもらうためのお手伝いです。それにもし悪徳医師が私腹を肥やしたいならば、サプリメントの会社と癒着して商品に医師としてのお墨付きを与えて販売、もしくは保険診療など一切おこなわず健康診断や検査のみおこなう医療機関を経営するでしょう。その方が大した責任も負うことなく、よっぽど楽に儲けられるはずですから。

本章では、このようなセンセーショナルな記事が煽る不安を拭《ぬぐ》い去るべく、健康診断をはじめとした日々の健康管理、持病にたいする継続治療、急病時の初期診療、さらに人生の終末期まで切れ目なく皆さんに寄り添う「かかりつけ医」のじっさいの役割と、その賢い活用術についてお話ししていきたいと思います。

ではまず健康診断の意味をもう一度考えてみましょう。そもそも健康診断というのは、高齢者にかぎらず、総合的な健康状態をスクリーニングするのが目的です。細かいデータの異常値をあぶり出すことだけが目的ではありません。とくにフレイルをきたしつつある高齢者については、データ以外の異常を早めにあぶり出すことにこそ意味があるという点で、私は非常に大切だと思っています。

なかでも、高血圧や糖尿病といった慢性疾患を持たない高齢者は定期的に医師に会っていないため、健康診断は医師との貴重な接触機会であると言えます。その観点から私は、基礎疾患がなくかかりつけ医を持たない高齢者については、とくに注意して問診するようにしています。

もっとも高齢者の多くはすでになんらかの疾患を抱えており、70歳以上の人の8割超は、いわゆるかかりつけ医を持っていると言われています（令和2年10月7日、日本医師会「第7回日本の医療に関する意識調査」について）（図11）。

このような何でも相談に乗ってくれる医師が身近にいる人であれば、健康診断をあえて受けに行く必要はないかもしれません。問題は、残りの2割弱のかかりつけ医を持たない高齢者の健康です。

かかりつけ医がいないのは、とくに持病も抱えておらず、なんら健康不安もないということかもしれませんが、そのような人こそ、見つけられていなかった「疾患以外の問題点」があぶり出されることもあるのです。どういうことなのか、高齢者の健康診断における意義について、私なりの解釈を述べましょう。

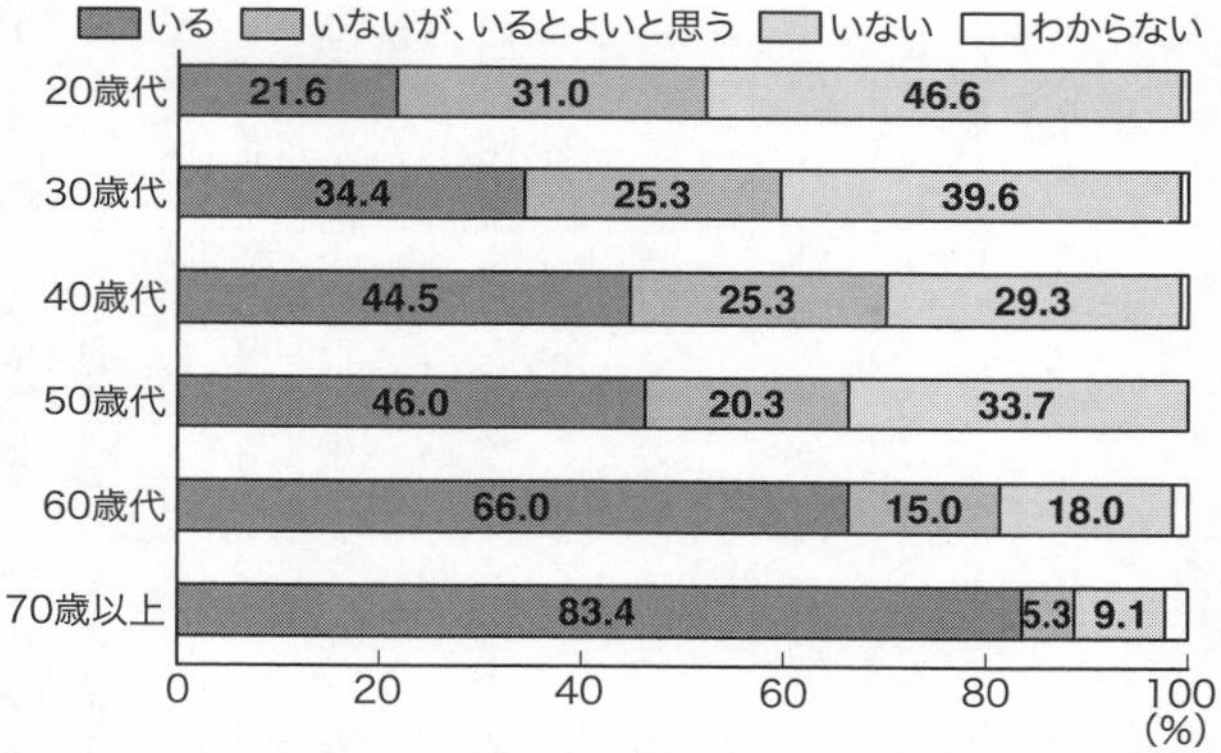

図11　かかりつけ医がいる人の年齢別の割合（出典　日本医師会「第7回　日本の医療に関する意識調査」について）

健康診断は診察室に入るところから始まっている

まず診察室に入ってくるところから医師側は健康診断を始めています。家族など誰かに付き添われて入ってくるのか、それとも介助なく、杖などの歩行補助具も使わず、独歩で診察室に入って来ることができるのか、これは重要な観察点です。歩行補助具を使わずともしっかりとした足取りなのか、それともすり足やよろけなどがあるにもかかわらず杖を使っていないのか、という点も注意して見ます。

また言語コミュニケーションがスムーズにおこなえるのかも確認します。話が噛み合わないときは、認知症を疑うべきか、それとも難聴なのかといった鑑別もおこないます。そして身なり。高級品かどうかではもちろんなく、食べこぼし汚れやズボンに排泄物のシミなどはないか。もしこれらがあり、汚れや臭気が強い場合は、家庭環境に問題を抱えている可能性も考えなければなりません。そして退室時にはイスからスッと立ち上がれるのかも、転倒リスクの存在を見逃さないために注目します。

このような観察を踏まえて、身体・認知機能のあらましを把握するとともに、食事、排泄、睡眠、入浴など日常生活動作をどの程度おこなえているのか、さらには独居なのか、老老介護の状況に置かれているのか、いざとなったときに相談できる身内は近くにいるのかといった家族構成まで聴取することさえあります。

つまりまだ要介護には至らない状態ではあっても、フレイルやサルコペニアに移行しつつあることを自覚していない人を早めに発見することが、健康診断の重要な機能の一つなのです。

かかりつけ医を持たない高齢者こそ、健康診断が年に一度の極めて貴重な機会であるというのは、こういった理由によるものです。

健康診断を利用してかかりつけ医を作るという手もあります。健康診断で訪れた医療機関の医師と会話を交わして、いろいろ相談に乗ってくれそうかどうか品定めしてみるのも良いでしょう。

かかりつけ医を変えたいとき

では、かかりつけ医はどのような医師が良いのでしょうか。私もよく聞かれます。最も重視したいのは、あなたの話をよく聞いてくれるか、そしてあなた自身もその医師の話を聞いても苦痛とならないかという点、つまり「相性」です。話をよく聞いてはくれても、聞くだけでなんら提案がない無口な医師では意味がありませんし、逆に話したがりで一方的に説明するばかり、言いたいことも言わせてくれずに、あなたが聞き役に徹しなければならないのであれば、それは苦痛以外の何物でもありません。医師―患者関係といっても、所詮《しょせん》、人と人とのかかわり合いです。たがいに話しづらかったり、いつも話が嚙み合わなかったりするのでは、両者ともに不幸だと思います。

かかりつけ医と合わないと感じたらどうしたら良いでしょうか。「かかりつけ医を変えると気を悪くされないか心配」などと、相性が合わないのに我慢しながら通院を続ける必要もありません。主治医変更の理由は人それぞれ異なりますから、もし主治医を変えたいと思ったときには躊躇なく申し出ましょう。もちろん「先生とは相性が良くないので」などと、本当の理由をストレートに言う必要もありません。

「これまで通院していた曜日に用事ができてしまった」「自宅から近いところに変えたい」などを理由として挙げれば良いのです。一般的な医師であれば、患者さんから通院先を変えたいとの申し出があった場合に無理矢理引き止めるということは、まずしません。「かかりつけ医を変えたい」と考えている人は、必ず現在の主治医に転医したい旨を伝えたうえで、転医先宛てに「診療情報提供書」を作成してもらうよう依頼してください。手間をかけるだとか、申し訳ないなどと思う必要はまったくありません。これは医師どうしで日常的に取り交わされている、ごく当たり前の書類のやり取りだからです。どうか気兼ねしないでください。

医師の立場から一番やってはいけないと思うのは、これまで診療を担当していた医師に黙って通院先を変えてしまうことです。

外来診療をしているとお薬手帳だけを持参して、

「今まで通院していた先の先生と相性が良くないので、今度からこちらで処方をお願いします」

と頼まれることがたびたびあるのですが、これはこちらも困ってしまいます。患者さんからすれば、先方に言いにくいという理由があるのでしょうが、お薬手帳の情報だけでは、診療を引き継ぐにあたってあまりにも情報が少な過ぎるのです。

たしかに処方内容がわかれば同じような薬を出すことはできます。しかしその処方がおこなわれてきた経緯や既往症、主治医が今まで何に留意して診療してきたのかはまったくわからないのです。これは引き継ぐ医師にとってはもちろんですが、それ以上に患者さん本人にとって大きな不利益となってしまいます。

とくに高血圧や糖尿病といった慢性疾患、さらに過去に心筋梗塞や脳梗塞、がんといった大きな疾患の既往歴を持つ人の場合、その患者さんの背景も把握しないまま、現在の処方をただ漫然と継続することは極めて無責任な治療とならざるを得ないばかりか、危険さえ生じさせかねません。

私が患者さんによく言うのは、かかりつけ医を変えるのは、恋愛のふったふられたとはまったく違うということです。「患者を取った、取られた」などと医療機関どうしでの恨み合いなどはありません。そういう意味のない気遣いよりも桁違《けたちが》いに重要なのは、患者さんが診療情報とともに移動することなのです。私たち医師はその重要性を熟知しているので、患者さんが転医を希望された場合には、なんら拒むことなく診療情報提供書を転医先に書くわけです。かかりつけ医を変えたい場合は、ぜひこのことを思い出してください。

病院から転医を提案されたら

自分からかかりつけ医を変えたいと申し出るのとは逆に、今まで通院していた医療機関から転医を提案されることもあります。多くの場合、入院や手術を要する比較的大きな疾患の治療を大学病院などの高次医療機関でおこなったのち、状態が安定したことが理由です。今後も継続的に内服が必要な薬について「近所の診療所等の医療機関で処方してもらってください」と言われるものです。

この場合も、診療情報提供書が主治医によって作成されることがほとんどです。しかし、ときに口頭で、

「もう状態も安定しているので、薬だけのためにわざわざこちらには来なくて良いです。とりあえず2ヶ月分の処方を出しておくので、あとはあなたの行きやすいクリニックで出してもらってください」

と言うだけの医師もいるようです。じっさい私も何度か経験しています。

「このように言われたので、お薬の処方をお願いします」

とお薬手帳だけを持って受診される患者さんがいらっしゃいました。この場合も、前述のケースと同様、責任を持って引き継ぐことができませんので、とりあえず足りない薬の処方をしたうえで、次のようにお願いしています。

「診療情報提供書をぜひもらってきてください。『近所のかかりつけ医に行ったらもらってくるように言われた』と伝えれば必ず書いてもらえるはずですから」

このような二度手間にならないためにも、転医を提案された場合は、診療情報提供書を作

成してくれるのかを、必ず確認してください。

ただ紹介元の医療機関から出される診療情報提供書も多種多様です。過去の病歴だけでなく、患者さんの抱えている問題点、家庭環境等まで詳しく書かれたものもあれば、処方薬の名前に「引き続きのご加療をよろしくお願いします」とだけ書かれ、お薬手帳となんら情報量の変わらないものまであります。

私も「他の医師の意見も聞いてみたい」といった理由で診療情報提供書の作成を頼まれることがあります。私の書くものも、けっして褒められたものとは言えませんが、できるだけ前者のような内容に近くなるよう考えて書いているつもりです。そうすることで、紹介先（転医先）で余計な検査や情報収集にかかる手間と時間がずいぶんと削減され、結果、患者さんの利益に繫がるからです。

紹介先に診療情報提供書を渡したら、そこにどのようなことが書かれているか、伝えてもらいたかったことが過不足なく書かれているのか、紹介先の医師に尋ねてみるのも良いでしょう。もし十分な情報が申し送られていれば、新しい医師にあらためてゼロから説明しなくとも済むからです。

余談ですが、「マイナ保険証」が普及すれば、内服薬や健診履歴のほか診療履歴などが閲覧できるため、利便性も医療における安全性も飛躍的に高まるとの見解がありますが、これに私は同意できません。現状で入手できる情報は、患者さんの診断や治療に有益と言えるほどのものではないからです。

しかしだからと言って、今以上に有益な情報をマイナンバーカードに盛り込むことには強く反対です。他人の情報が紐付《ひもづ》くなどの混乱が生じている現状で、さらに詳細な医療情報まで盛り込まれることとなれば、漏えいした場合に当事者に大きな損害をもたらしかねないからです。ここはまず立ち止まって、マイナンバーカードの安全性と問題点をしっかりと洗い出すべきでしょう。

もし医療機関どうしの情報共有を円滑にすることを優先するなら、マイナンバーカードよりも、まずすべての医療機関への電子カルテ導入でしょう。ただ現状では、やはり医療機関どうしの情報共有ツールとしては、主治医が個々の患者さんを目の前にして直接したためたアナログの診療情報提供書に優《まさ》るものはありません。かりにマイナ保険証が主流となったところで不要となることはなく、当面のあいだは最も有用な医療情報共有ツールとして存続すると私は考えています。

良い情報と悪い情報

このように医師どうしの情報のやり取りも重要ですが、医師と患者さんの情報共有もそれ以上に重要であることは言うまでもありません。共有される情報には、「良い情報」と「悪い情報」とがありますが、後者の悪い情報をいかに両者で共有するかという問題は、その後の治療に際して重要となってきます。

そこでかかりつけ医が、いかに悪い情報を患者さんに伝えるかということを考えていきましょう。

まず悪い情報とはいかなるものでしょうか。一般的にかかりつけ医は街場の診療所の医師であって、急性期病院や大学病院の医師ではないことがほとんどですので、以後それを前提として話を進めます。また診療所では急性期病院とは異なり、手術や急な容体変化により生命の危機に直面している患者さんに説明することはまずありませんので、悪い情報といっても自ずとその範囲はかぎられてきます。

糖尿病の治療をしている患者さんにおこなう定期的な血液検査で当事者の予想に反して悪い結果が出たとき、徐々に老衰や末期がんが進行し、医師の目から見て生命予後がそう長くないと見立てた状態といったケースが考えられます。

どちらも患者さんにとっては悪い情報と言えますが、この両者は決定的に異なります。それは前者は回復可能である一方で、後者はそれが残念ながら不可能であるという点です。

糖尿病のようにコントロールしだいで状態を好転させられる疾患であれば、悪い情報を伝えても、同時に目指すべきゴールと道筋をあらためて示すことで、落胆した患者さんも、また希望を持って立ち上がり目標に向かって歩みを再開することは可能です。

しかし後者は、ゴールが死であることは避けられません。その動かしがたい現実は、医療者であってもできれば直視したくないものです。患者さんに悪い情報を伝えるという作業は、何年医師をやっていても慣れることはありません。

伝えずに医療者の心の中に隠しておくことは、医療者側にすればむしろ楽な場合もあります。患者さんや家族の落胆や悲嘆を、しばらくの間は目の当たりにしなくて済むからです。しかし徐々に状態が悪化してくると、そうはいかなくなります。それまで隠していたことが明るみに出るにつれて、医療者と患者さんの信頼関係が崩れていく可能性も出てくるからです。

逆に悪い情報を一方的に宣告してしまえば、医療者側としては隠しごとがなくなり余計な嘘やごまかしをしなくて済むという意味では、楽になることもあるでしょう。しかしその場合は、患者さんや家族に精神的苦痛をただ押しつけるだけになってしまいます。

つまり動かしがたい現実を、医療者と患者さん、家族とで共有しつつ、それに至る道筋をいかに苦痛なく当事者の希望に沿ったものとするか考えることが医療者に求められるスタンスと言えます。当然ながらこれは当事者を独りにすることなく、ともに歩みを進めていくという丁寧さが求められる作業です。

悪い情報を伝える際に私が気をつけているのは、場所や時間、話す内容の周到な準備です。かりに患者さん側から求められても、ざわついた環境での行き当たりばったりの立ち話で済ませることは私はしません。落ち着いた環境で、伝える方も聞く方もお互いに心の準備をして臨まないと、誤解を招きかねないからです。伝えたいこと、聞きたいことを互いに予習して臨むことが大切なのです。

医師からの説明を受けるときの準備の仕方

患者さん側としては、知りたいこと、理解できないことなどは、面談の前に抽出してメモにしておき、持参しましょう。加えて悪い情報が存在する場合、そのすべてを知りたいのか、それとも知らされたくないことがあるのかを当事者とともに確認しておくことも大切です。とくに後者の希望がある場合、たとえば「生命予後については具体的な期間を知りたくない」などは、事前に説明を担当する医師に知らせておきましょう。

おそらく医師は、順序立てて説明を進めつつ、要所要所で理解が追いついているかどうか尋ねてくれるとは思いますが、途中でわからなくなった場合は、そのつど止めて聞き直しましょう。質問すると嫌がられるのではと心配する人もいるかもしれませんが、不明点をそのままにして、最後まで聞いた後に「じつは途中からよくわからなかった」ということになると、また説明のやり直しになってしまいます。それは双方にとって貴重な時間のロスになりますし、互いの関係にも良い影響は与えません。ですから、不明な点は必ず聞き流さないようにしてください。

次章以降で詳しく取り上げますが、経過や予想され得る予後について一通りの説明が終了したら、当事者本人の希望を主として、いかなる道筋を望むのかということを医師側に伝える段階に移ります。もし当事者の希望と家族の希望とにズレや食い違いが存在しているのであれば併せて正直に伝えることも、とても重要です。そのズレや食い違いの原因を明らかにすることは、以後の歩みを進めるにあたって、貴重な情報となるからです。

逆に当事者と家族との意見の齟齬をそのままにしていると、ギクシャクした関係になってしまいかねず、互いに望まない結末を呼び込んでしまいかねません。家族間だけで上手く話がまとまらず妥協点が見出《みいだ》せないことも少なからずあるでしょうが、医師といった第三者を交えることで、見解をすり合わせられる部分も見えてくるでしょう。

もちろん一回ですべて結論を出す必要はありません。むしろ何度も話し合ってブラッシュアップしていくことの方が大切です。たとえゴールは変えられなくとも、情報や対話が多ければ多いほど、道筋と方向性がより当事者の希望に沿うものとなり得るからです。

これらの意味でかかりつけ医には、当事者の抱える疾患についてだけでなく、当事者を取り巻く生活環境や人間関係、生い立ち、知識と理解力、経済的問題に至るまで幅広く踏まえた上で、その説明と方向性の議論に関与することが求められます。より多くの情報を収集する努力と対話能力が必要とされるとも言えるでしょう。

ただそれを医師単独で担うことは当然ながら限界があります。看護師や相談員、医療事務といった多職種を交えて関与していく必要があることは言うまでもありません。つまりかかりつけ医とは、たんに診療を担当する医師のみを指すのではなく、その医師を含めたこれら〝多職種を含めた集合体〟であるとの認識を持つことが適切ではないかと私は考えます。

それを踏まえて、どのような医師、医療機関をかかりつけ医とするか、非常に難しい問題ではありますが、これまでお話ししてきた観点から「なんでも聞ける」「なんでも話しやすい」キャラクターを持つ医師およびスタッフが、これらの役割を担う適任者と言えるのではないでしょうか。

トラジェクトリーカーブで心構えを持つ

このような相談しやすいかかりつけ医が相手であれば、かりに悪い情報であっても、十分な対話を踏まえた相互理解を構築していくことができるでしょう。

その対話のなかで、より理解を深めるために有用なツールとして私が活用しているのが「トラジェクトリーカーブ」です。トラジェクトリーとは軌道や軌跡を意味する言葉ですが、このカーブを患者さんのこれまでの人生がたどってきた軌跡、今後たどると予測される軌道として書き表したものです。

図12をご覧ください。横軸は時間経過（年齢）、縦軸は身体機能を表しています。

当然のことながら、出生時はこの身体機能はゼロです。その後、成長とともに急激に機能は増大し、個人差はあるものの20歳代でそのピークを迎えます。ピークを越えると今度は徐々に低下、たとえば20歳代にはまったく平気だった階段のダッシュが40～50歳代に至ると息が切れてしまうといった身体能力の衰えが、下降をたどるカーブとして表現されます。その後も歳を経るにしたがって、このカーブは下降し、最終的に身体機能はゼロに戻りますが、その時点がすなわち死です。これが出生から死に至るまで、大きな病気やケガをせず平均寿命をま

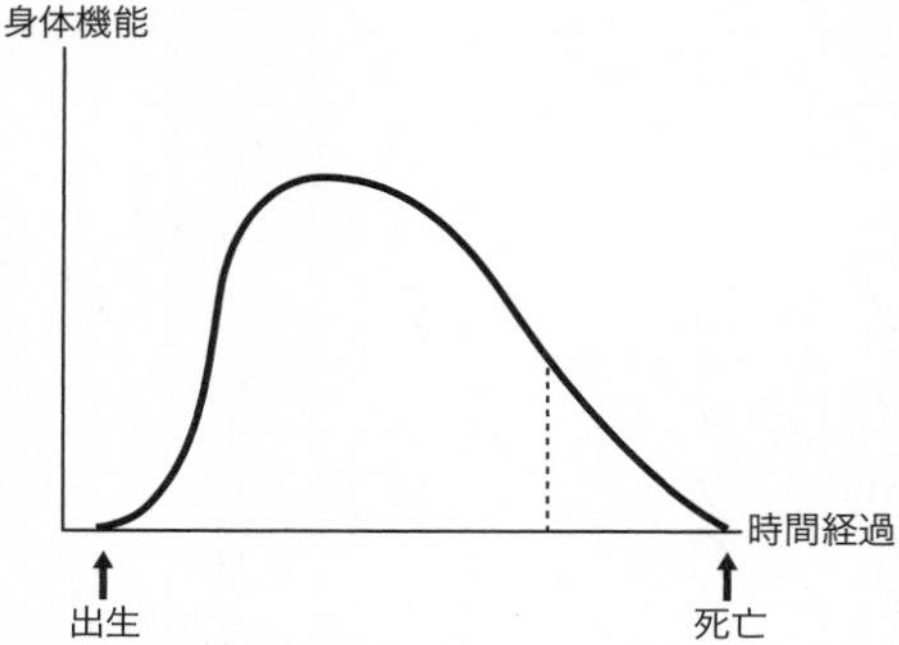

図12　一般的なトラジェクトリーカーブ

つとうした場合のカーブとなります。

この図の垂直に下降した点線は「突然死」を表したものです。事故や突然の心筋梗塞、クモ膜下出血などで救命できなかった場合がこれに当たりますが、これがすなわちＰＰＫを図示したものとも言えます。

他のパターンとして終末期医療の現場で多くみられる「老衰」「悪性腫瘍」「慢性呼吸器疾患」を例に、トラジェクトリーカーブの最後の部分を描いてみると、図13〜15のように示されます。

①老衰……徐々に身体機能が衰え日常生活に支障が出て健康寿命を迎えたのちは、このカーブのように徐々に横軸に向かって下降してゆきます。当然ながらこの下降のスピード、角度には個人差があります。その経過で感染症やケガなどを生じた場合は、下降角度が一気に急峻《きゅうしゅん》になります。たとえばこの過程で誤嚥性肺炎などを発症すると、点線のように急降下して死に至ります（図13）。

②悪性腫瘍……すなわち、がんが一般的ですが、どの臓器に生じるか、発見されたときにどのくらいの進行度であるかによって、カーブは大きくその軌道を変えます。たとえば根治手術が可能な早期胃がんが人間ドック等で見つかった場合は、図12のカーブにほと

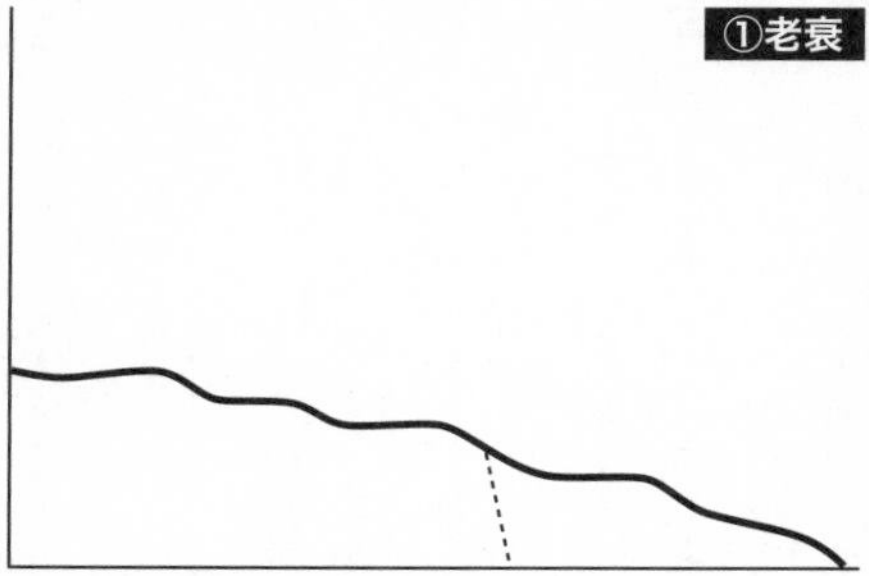

図 13　老衰のトラジェクトリーカーブ

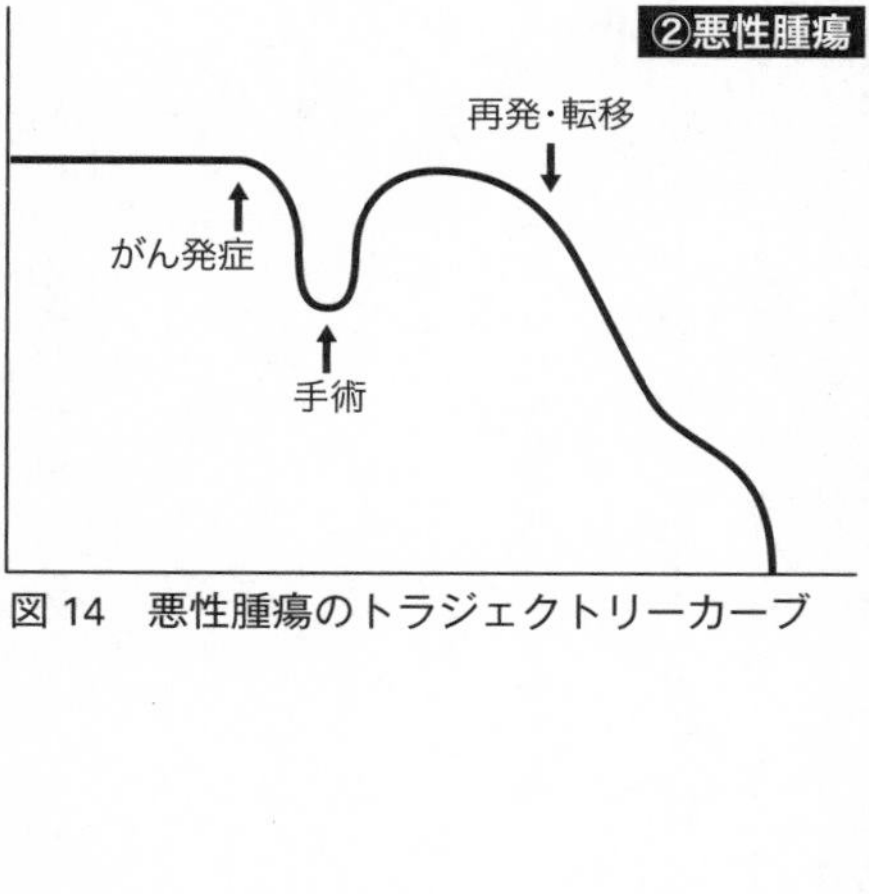

図 14　悪性腫瘍のトラジェクトリーカーブ

んど影響を与えません。一方、ある程度の進行がんで、手術もしくは抗がん剤などの治療が効いて一時的に手術前のレベルにまで回復しても、その後に再発や転移を起こせば、図14のようなカーブを描くことになります。また発見されたときにすでに多臓器に転移しているようながんの場合、たとえば第三章の事例3の直腸がん末期の場合も、図14の後半部分のようなカーブを描くことになるでしょう。

③慢性呼吸器疾患……肺気腫や間質性肺炎といった慢性呼吸器疾患の場合も、その進行が比較的緩やかなケースではカーブは急下降しませんが、肺炎での入院を繰り返すなどすると、治療によってそのつど回復するにせよ、徐々に身体機能が低下していきますので、老衰とも相まって、あるときカーブは急角度で下降することになります（図15）。

③慢性呼吸器疾患

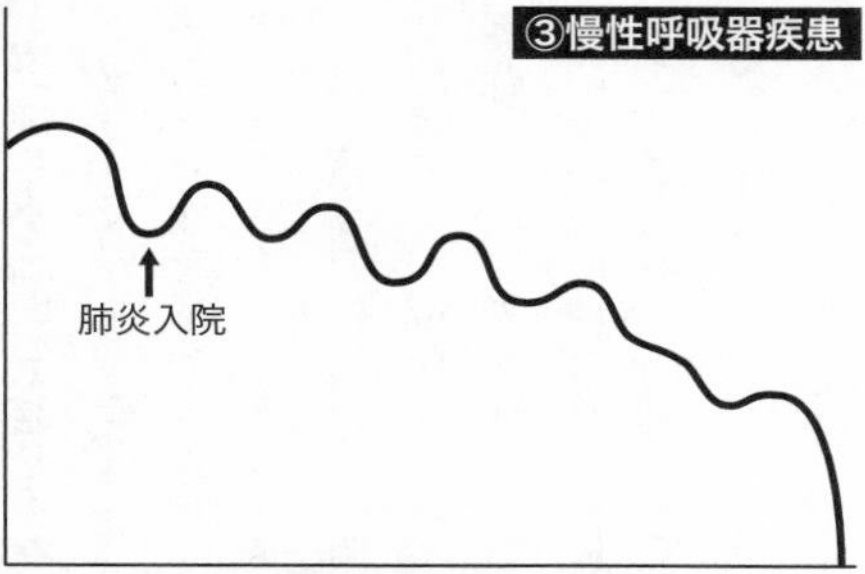

図15　慢性呼吸器疾患のトラジェクトリーカーブ

当然ながら、これらは典型例をイメージ図にしたものですので、疾患は似ていても個々の症例によって異なります。また併せ持つ基礎疾患によっても、このカーブは大きく影響を受けることになります。ただこのようなカーブの存在を知ること、そして現在これらのカーブのどのあたりに自分が位置しているのかをイメージしておくことは、将来の「希望」を叶《かな》えるために大切なことと言えます。

医師と腹を割って話せるか

私は「すべて隠さずに教えてほしい」という患者さんと家族の方に、悪い情報を伝え、今後の方向性を相談する際、このトラジェクトリーカーブを用いて説明することを試みています。ただ漠然と「今後は徐々に衰弱していくでしょう」「予後は3ヶ月から半年くらいです」とだけ言うのに比べて、医師、患者さん、家族の相互理解を深められるからです。

患者さんが現在このカーブのどのあたりにあると主治医として考えているのか、一方で当事者あるいは家族はどのあたりにあるとの認識なのか、これらを双方で確認しあうことは、その後の方向性を考えるにあたって、とても重要です。ときとして医療者と患者さんサイドでこの認識が大きくズレていることもあって、このズレを放置したまま話を進めていくと、困難にぶつかることもあり得ます。

たとえば図14の悪性腫瘍のケースにおいて、主治医としては「★」の付近まで状態が悪化してきているとの認識を持っていても、当事者もしくは家族が「※」のあたりであるとの認識であった場合（図16）、残された時間についての認識にかなりの差があることになります。

もちろん主治医の見立てが必ずしも正しいとはかぎりません。予後3ヶ月くらいと思われた進行再発がんの患者さんが、1年近く生存するというケースもけっして珍しくありません。人間の生命力や予後といった、いわば神の領域とも言えるものを、ひとりの医師が軽々に当て推量するのもおこがましいと思います。

しかしある程度の心がまえや準備期間を持っておきたいとの希望を持っている人については、深刻に見積もった予測が外れた方が、楽観的に過ぎる見立てで「こんなはずではなかった」となるよりもまだ良いのではないか、と考える医療者は少なくないと思います。

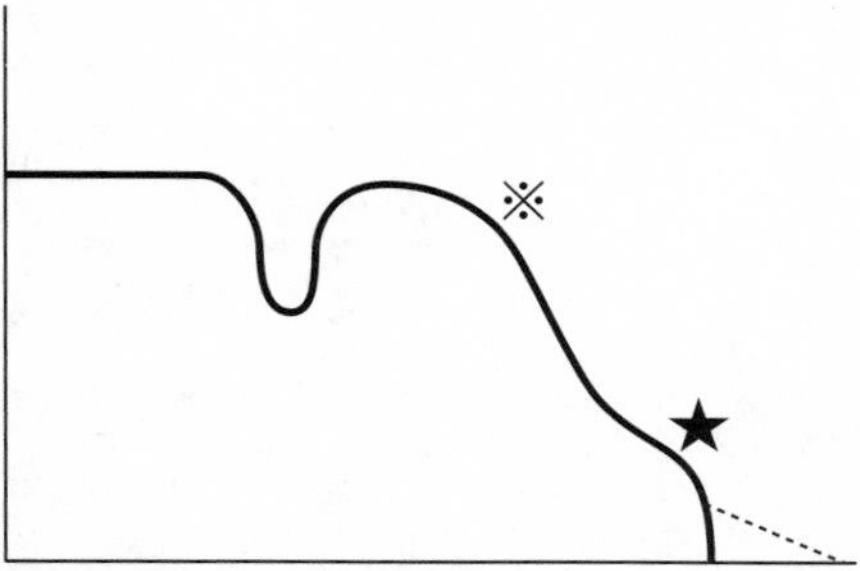

図16　図14のトラジェクトリーカーブにおける認識のズレ

このような医師としての思考経路も包み隠さず話した上で、なぜ自分は医師として「★」のあたりと考えるのか、なぜ患者さん側としては「※」のあたりだと思うのか、ということまでも腹を割って相談しあえる関係は、医師―患者関係として極めて理想的なものと言えるでしょう。そして互いに「★」の位置にあるとの認識が共有できたのであれば、かりにその後、点線のような経過をたどり始めた場合でも、その時間をいかに苦痛なく過ごせるよう準備しておくかという、次のステップの相談にも移行しやすくなるのです。

逆に、この認識にズレがあることに気づかない、あるいは気づいていても医療者側が患者さん側に伝えにくいなどの理由から、ズレをそのままに、ずるずると終末期に至ってしまうことになると、「こんなはずではなかった」と、それまで築いてきたはずの信頼関係が最後の最後で崩れてしまうことにもなりかねません。

その意味でもやはり最初が肝心で、かかりつけ医もしくは主治医には、「これだけは知りたくない」あるいは「言ってほしくない」ことを、なるべく具体的に知らせておき、むしろそれ以外のことについては隠さずに何でも話してほしいとの要望を伝えておくことが最もズレも生じにくいのではないかと思います。

家族としては「知らせたくない」と考えていることであっても、当事者自身は「知りたい」と思っている場合もあるため、当事者に判断能力がある場合には、必ず家族は当事者に直接聞いて意思を確認しておかなければなりません。

「お父さんは気が小さいから本当のことを言うとガックリきてしまうので、内緒にしておこうよ」などと、本人不在の家族会議で決めてしまうケースもあるでしょう。しかし当事者の気持ちを憶測で決めつけたり、勝手に代弁してしまったりすると、それこそ最後の最後で当事者と家族が気まずい関係にならないともかぎりません。じっさい私が診てきた患者さんにもそういう方がいました。極力そのような残念な結末とならないためにも、普段から「もしも」の場合のことを話し合っておくことは非常に重要です。

このように自分の現在の立ち位置を知っておくこと、そして「今後起こり得る事がら」をあらかじめイメージしておくことは、病気がもたらす苦痛や症状を、いかなる医療や処置によって緩和してほしいかを考える際に有用です。さらに介護をはじめとした社会的支援を、いかにどのタイミングで活用するかを考える場合においても、必ず役に立つはずです。

そればかりではありません。トラジェクトリーカーブを知り、対話を積み重ねていくことは、愛する家族との時間を穏やかに、そして幸せに過ごしていくためにも、とても大切なプロセスであると言えましょう。

そこで力を発揮するのが「かかりつけ医」です。かかりつけ医は、たんに病気の診断や治療のためだけにいるのではありません。「いかに自分らしく人生をまっとうするか」という、あなただけの理想をぶつける相談相手としても、遠慮することなく、もっと活用して良いツールなのです。

第六章

希望に幅を持たせる思考実験

「理想としない」を考えてみる

おそらく本書の読者の皆さんは、失礼ながらトラジェクトリーカーブのピークを過ぎて、カーブの下降局面に位置している方がほとんどでしょう。口では「まだ早い」とは言いつつも、自身の最終局面について一度くらいは考えたことのある年代ではないかとも想像します。かく言う私もそのひとり。下降局面当事者かつ医師としての経験から言わせていただくと、自身の最終局面を考えること、つまり自分にとって理想的な最期とは何かを考えるにあたっては、理想としない最期、言い換えれば「こういう最期にだけはしたくない」というものを考えておくことが大切ではないかと思っています。

もちろんこれは理想とする最期が人それぞれで異なるのと同じで千差万別でしょう。それゆえに自分自身が最終局面において「されたくないこと」を、他人にもわかるように明確化しておくことこそが重要ではないかと、私は考えます。

「絶対にこれだけはされたくない」という希望を事前に表明しておけば、いざ判断に迷う状況に直面した際でも、それ以外の選択へと迷わず移れる可能性が高まります。一方「絶対にこうしてほしい」という狭い範囲の希望しか表明していないと、その希望がどうしても叶えられない場合に、それ以外の選択肢が示されても決断できず、本人はもちろん、家族や医療従事者も迷い悩んでしまうでしょう。

優先順位がつけられなければ、せっかくの次善の選択を見誤ってしまうことにもなりかねません。つまり「ピンポイントの希望を手放し、希望にある程度の幅を持たせよう」ということです。

「理想を追い求めることは諦めて妥協せよ」というふうに聞こえますか。もちろんそうではありません。自分にとって絶対に避けたい最悪のケースを限定しておけば選択の幅も広がり、ベストではなくとも次善の選択にたどりつきやすくなると、私は言いたいのです。

とはいえ、ここまでの話をひっくり返すようですが、「これだけは絶対にされたくない」という希望にもあまりに頑なにこだわりすぎると、かえって苦痛を呼び込んでしまう場合もあります。また「これだけはされたくない」と考えていたことでも、そのときに置かれている状態によっては、むしろ理想的な最期へと繋ぐことのできる手段となる場合もあるので、そのときどきで柔軟に考えを改めていくことも大切です。

このような希望、意思表示、自己決定権についての具体的な手法については次章にて詳しく述べますので、本章ではその準備として、困難な選択を迫られた場合の考え方について、よく経験する具体例をもとに思考実験していきたいと思います。

「体中を管だらけにされたくない」は絶対か

まず「これだけはされたくない」という希望のうちで患者さんから最もよく聞くのは、「点滴やらモニターやらの管やコードが体中に取り付けられるのはイヤだ」という声です。医療系のドラマや救急医療現場を扱うドキュメンタリー番組などの集中治療室での様子を見て「自分はあのようにはなりたくない（されたくない）」と思ってしまうのかもしれません。

たしかにああいったインパクトの強い映像を見てしまうと、そう考えるのもある意味仕方のないこととは思います。しかし救急病院の集中治療室で治療を受けている人こそ、人それぞれ。さまざまな理由で手厚い治療を受けているのです。

当然ながら、その中には、治療の甲斐《かい》なく救命されない人もいるでしょう。救命されたとしても、後遺症が残って以前と同様の生活が営めなくなる人もいるかもしれません。

しかしその一方で、集中治療を乗り越えたのちに、また以前と同様の生活に戻ることができる人も少なくないのです。

医療とは、病気を治療することによって以前と同様の状態に戻す、もしくは同様とまではいかなくとも未治療のままでいる状態よりは生活の質を上げることを目的としておこなわれるものです。その目的が達成できない、つまり「勝ち目」がないとわかっていながら、ただ苦痛を強いるだけの治療行為がおこなわれることは、通常はあり得ません。

また残念ながら結果として「勝ち」とはならなかった場合でも、少なくとも治療の開始時点においては復活の可能性にチャレンジする意義があるということが、医療行為の大前提です。

その前提を踏まえた上で、開始された医療行為は「勝ち目がない」あるいは「これ以上治療を継続しても効果がないどころか苦痛しか与えない」と医療者が判断するまで続けられることになります（事前に当事者からの明確な希望が明らかでない場合や中断の要請がない場合には）。

この勝ちを目指した治療の過程においては、当事者からとくに要望がないかぎり、一時的に当事者にとって理想的ではない状態、すなわち点滴やらモニターやらの管やコードが体中に取り付けられる状態に置かれることも、十分にあり得ます。

では先述の「点滴やらモニターやらの管やコードが体中に取り付けられるのはイヤだ」という人は、もし勝ち目のある場合であっても、このような処置の一切を希望しないのでしょうか。この部分は非常に重要です。ぜひ自分ごととして考えてみてください。

たとえば呼吸器に慢性疾患を抱えている高齢者のケースを考えてみましょう。間質性肺炎という慢性呼吸器疾患があります。その原因はさまざまですが、はっきりと原因を特定できないものも少なくありません。症状は咳や息切れといったものが多いのですが、病気の進行とともにその頻度や苦痛が徐々に増加してゆきます。そして徐々に進行するなかで急性増悪といって、突然、呼吸困難に陥ることもあります。

この間質性肺炎を抱えている高齢者が、あるとき急に熱を出したとします。このような方は、どうしても体動困難となりがちで寝たきりとなることも少なくありません。つまりフレイルの状態にあり、誤嚥性肺炎も起こしやすくなります。その症状は発熱と咳、呼吸困難といったものですから、もともと持っている間質性肺炎の急性増悪との区別がつきにくい場合もあるのです。

もしこの人が、

「私が間質性肺炎で急性増悪を起こした場合、人工呼吸器の装着はもちろん、点滴や管をつけるような治療はしないでほしい」

という意思表示をしていた場合、どのような対応をするのが良いでしょうか。

これは非常に悩ましいケースです。病院で採血や画像検査などをしないと区別がつかないだけでなく、その検査の結果しだいでは、診断がどちらであっても勝ち目のある場合があり得ます。

もし患者さんが「絶対にしてほしくない」と言っていた人工呼吸器の装着などはしないで、ただ抗菌薬の投与と数日の酸素投与だけで発熱前の生活にすっかり戻ることができるものであった場合、それすらおこなわずに「ただ様子を見る」というのは、医療者としては非常に心苦しい選択となります。

そういうケースであっても、この患者さんの「もう治療はしないで」という希望を最優先にすべきなのでしょうか。

当然ながら治療というものは、やってみないとわからないという不確定要素が多分にあります。「勝ち目あり」との判断で治療を始めてはみたものの、その治療が奏功しなかった場合には、ただ患者さんに苦痛を与えるだけになってしまうことにもなりかねません。そういう可能性も含めて、患者さん本人の希望とどう折り合いをつけるか、医療者はもちろん患者さんの家族も非常に頭を悩ませるでしょう。とくに家族が「少しでも可能性があるなら治療に賭《か》けてほしい」「このまま死なないでほしい」と強く思っている場合はなおさらです。

このような場合は「試しに医療機関に行ってみる」という選択が有用なことがあります。もちろん当事者の了解を得ることが必要なのは言うまでもありませんが、最初から「何もしない」と決めつけてしまうのではなく、まずいったん診察や検査をおこない診断をつけた上で、それにたいする治療をするか否かを勝ち目を判断基準に決めるというやり方です。

この例で言えば、間質性肺炎の急性増悪か誤嚥性肺炎なのかの診断をレントゲンやCT、採血をおこなって下したうえで、まず勝ち目の有無を判断します。かりに勝ち目がある場合でも、その治療に苦痛や本人の望まない医療行為が一時的でも存在するのか否か等も含めて、医師が十分に説明し、それを踏まえて本人に方向性を決めてもらうというやり方です。

当事者の「されたくないこと」を皆で共有しつつ、その希望を尊重することで、かえって苦痛が生じ得る可能性についても説明し、希望を再度確認する。このような手順を踏めば、本人も家族も納得する選択ができるのではないでしょうか。

「手術はしたくない」も一筋縄ではいかない

次に「手術」についても考察したいと思います。身体中に管がつけられることとならんで手術も、とくに高齢者からは「されたくない」と言われることが少なくない医療行為の代表格です。

私は過去に消化器外科の医師をしていましたので、患者さんに手術の必要性を説明する機会が数多くありました。麻酔をかけてお腹を切るわけですから、いくら手術すべきものがお腹の中に存在すると知らされても、患者さんも二つ返事で「はいはいわかりました」となりにくいのは当たり前です。

前章でも述べたように、とくに悪性腫瘍にたいする手術の説明に際しては、まず病名告知という悪い情報を伝えることから始めなければなりませんから、十分に資料を集めて提示して、じっくりと時間をかけて説明する必要があります。

手術をすべき理由、手術以外の選択肢はあるのか、手術をすればどのようなメリットがあるか、逆に手術をしなかった場合にどのようなデメリットが生じ得るか、手術をすることでのデメリットはあるのかなどなど、不確定要素も含めて、その時点における勝ち目を想定可能な範囲で説明します。

当然ながら手術におけるリスクは、同じ手術であっても、それを受ける人の年齢や基礎疾患の有無によっても大きく変わります。つまり若い人にたいする手術と、高齢者にたいする手術では、麻酔や手術そのものによるリスクはもちろんのこと、術後の経過においても危険度に大きな差があると考えるのが、私たち医療者の常識です。これを踏まえて、以下のケースを考えてみましょう。

90歳、女性。高齢ではあるものの、とくに基礎疾患もなく認知機能も問題なし。ＡＤＬ自立。20年前に夫と死別しており、現在は息子夫婦と仲良く同居し穏やかな日常を送っている。健康診断は年に１回は受けており、３年ほど前から軽度の貧血を指摘されていたが、便秘以外にとくに困った自覚症状もなかったことから、そのままにしている。また日頃から「私はなにがあっても延命治療はしたくない。手術も絶対したくない。苦痛を取る処置だけをしてくれればいい」と言っていた。

1ヶ月ほど前から便秘がひどくなり、市販の下剤を服用しても緩い便が少しずつ出るのみで、お腹がガスで張るようになってきた。ある日、その張りが非常に強くなり、腹痛と嘔吐まで生じたため、家族に説得されて病院を受診した。診断結果は進行大腸がんによる腸閉塞《へいそく》であり、緊急手術による人工肛門造設が必要な状態であるとの説明を医師から受けた。


「手術は絶対にしたくない」という人に発生した緊急手術の必要性。これはどのように解決すれば良いのでしょうか。このケースでのポイントを、大きく2点に分けて考えていきたいと思います。

手術をしないことによる苦痛

まず1つ目は、この女性は90歳と高齢ではあるものの、とくに基礎疾患もなく、認知機能にもADLにも問題がないことです。

大腸がんが進行して大きくなることで腸管が閉塞してしまった場合、腫瘍の場所や進行度によっては、ただ人工肛門を腫瘍の口側に作って緊急的に腸閉塞を解除するだけでなく、根治手術とはならないまでも、同時に腫瘍を取り除いてしまえることもあります。

このケースの女性の場合、腸閉塞による強い脱水や敗血症など、命の危機に瀕《ひん》しておらず、全身状態が悪くなければ、この程度の手術なら大きなリスクを負わずとも可能であると言えるでしょう。

人工肛門を作ることによって腸閉塞を解除し、貧血の原因となっていた大腸がんも同時に切除できてしまえば、他に基礎疾患もありませんから数年は生存することも可能かもしれません。

もちろん、人工肛門になることによって、これまでとまったく異なる排泄方法となるわけですから、退院後はこれに慣れていかなければならず、当事者と家族に少なからず負担を与えるのは間違いありません。

とはいえ人工肛門については、病院で術後から退院へ向けて、扱い方やトラブルへの対処法を十分に指導してくれますし、退院後は在宅医療のできる医療機関へと繋いでもらって訪問看護と併せてサポート体制を準備しておけば、案ずるほど困難に直面することは少ないと考えます。

さらにこのケースは、独居ではありません。息子さん夫婦との関係も良好のようですので、十分に以前の生活の質（ＱＯＬ：Quality of Life）を維持していくことは可能でしょう。

一方で、手術をしなかった場合はどのような経過をたどることになるでしょうか。

さまざまな状況が予測されますが、腸管の閉塞が解除されないことから、腹痛と腹部の張りが時を追うごとに強まっていくことは、まず避けられません。その経過のなかで、腸管の内容が停滞することによって生じる腸炎、腸液の逆流による嘔吐から窒息、誤嚥性肺炎が起こり得ることや、腸管内の圧力が上昇することによって腸管が破裂すれば腹膜炎となって、致命的な事態となります。

そしてこれらは激痛や発熱、呼吸困難をもたらしますので、死亡に至るまでの時間をいかなる薬剤でもコントロールできない苦痛とともに過ごさねばならなくなるでしょう。

矛盾する希望にどう応じるのか

2つ目のポイントは、この人には手術は絶対したくない一方で、「苦痛を取る処置」はしてほしいという、2つの希望が存在することです。これらを同時に叶えることは、はたして可能なのでしょうか。

ここまでお読みいただいておわかりかと思いますが、結論を先に言ってしまうと、先述した手術をしなかった場合に生じ得る事態を考えれば、非常に困難であると言えるでしょう。がんの進行や転移に伴う痛みの場合にはオピオイドという薬を使用します。腸閉塞や腸管の破裂に伴う痛みにも使えなくはないとしても、これらの痛みはあまりに急激かつ激しいため、どれだけの効果が期待できるかわかりません。とくに腸管が破裂して腹部全体の腹膜炎となった場合は、数日以内で死亡するとはいえ、安らかな死とはほど遠い状況となることは間違いありません。

医師には、これらのポイントを当事者にわかりやすく丁寧に説明することが求められますが、ここで困難なのは、すでに腸閉塞で緊急手術が必要な状況で理解してもらわなければならないことです。

おそらく当事者は苦痛に悶《もだ》えている状況ですから、丁寧に説明したところで冷静な判断ができるかどうかわかりません。家族としても、これまでの本人の希望を尊重したい気持ち、手術をすれば苦痛が取り除かれるばかりでなく数年の生存の可能性もあり得るとの期待、人工肛門となった後のケアが自宅で可能なのかという不安、これらが一気に押し寄せてきます。なにが本人にとってベストな選択か判断することに頭を悩ませてしまうことでしょう。

しかも、これらを極めて短時間のうちに決断しないといけないのです。追い討ちをかけるように、本人は苦痛のあまり「もうなにもしないで、死なせてほしい」と叫ぶかもしれません。「人工肛門をつけてまで生きていたくない」と断固として手術を拒否することもあるでしょう。そうした場合に、家族としてはどうすればいいのでしょうか。

まず重要なのは、当事者の「現在の希望」について再確認することです。まず「死なせてほしい」という希望を叶えることは現在の日本では不可能であることを納得してもらう必要があります。いわゆる「積極的安楽死」はできないということを理解してもらった上で、「死なせてほしい」の次に最も何をしてほしいのかを尋ねるのです。

もちろん先述したように「これだけはされたくない」というもの、この場合は手術は絶対にしたくないという気持ちを尊重することは重要です。この希望が選択肢としてあり得ることを担保しつつ、もし「この苦痛を取ってほしい」ということが「死なせてほしい」の次にある希望であるならば、それにたいして有効な対処法は緊急手術以外にはほぼないというのが医療者側の見解である、と家族の言葉としても伝えましょう。

絶対にされたくない手術という手段をもってしか、これだけはしてほしいという苦痛の除去が望めないという、この究極の選択を考える際には、本ケースをぜひ思い出してみてください。このようなジレンマに直面する事態は、そう多くはないと思いますが、ここで掲げた例を使って日頃から家族間で話し合っておくことは、とても大切と考えます。もちろん、そのときになってみないと判断できないことも多々ありますが、こうした思考実験はけっして無駄にはならないでしょう。

胃瘻は悪か

続いて考えておきたいのが、胃瘻《いろう》を用いた人工栄養をめぐる問題です。すでに多くの人は胃瘻の存在を知っていることと思いますが、そのイメージは、けっして良いものではないでしょう。なぜならこれは口から栄養が摂れなくなったときに作ることが考慮されるものだからです。

口から栄養が摂れない、すなわち食事という生命を維持するなかで最も重要かつ、生活のなかでは大きな喜びを得られる行為ができなくなるということは、ほとんどの人にとって苦痛となるのは間違いないと思います。

「胃瘻を作られてまで生きていたくない」という患者さんに出会うことも珍しくありません。むろんその気持ちも十分に理解できます。しかしこの胃瘻の適応となる人には、じつに多種多様の背景と理由があります。たとえばいったん胃瘻を造設したのちに、再び口から食事が摂れるようになる人もいます。経口摂取ができない状態のときに一時的に使う場合もあるのです。ですから一概に「胃瘻は悪」と断じることを私は不適切と思います。当然ながら「胃瘻になったら人生終わり」ということでもありません。

このケース、あなたがこの症例の当事者もしくは家族だった場合、どのような選択をするでしょうか。

83歳、男性。約15年前に弁膜症で心臓手術の既往あり。以後、経過は安定していたが、このほど誤嚥性肺炎を生じて入院。幸い診断が早く抗菌薬の投与でいったん改善したものの、そろそろ退院というときに再び誤嚥し肺炎が再発。主治医より、嚥下力が低下しており今後も誤嚥を繰り返す可能性が高いので、胃瘻を作って経管栄養をおこなうことが提案された。なお、認知症はなく脚力は低下しているもののADLは比較的保たれており、概ね自立。

本人は食べることが好きなので、胃瘻による経管栄養のみとなることには不満があるが、過去の頑張って心臓手術を乗り越えた経験から、もう少し長生きできると思っている。できれば昨年結婚した初孫に子どもが生まれるまでは生きていたいとも言っている。


このような場合は、本人の希望がどこにあるのかを十分に聞き取った上で方針を決めることができるため、困難な事態に直面しにくいとは思います。

また胃瘻を作ったからといって、今後一生、口から食事を摂れなくなると決まったわけでもありません。胃瘻からの経管栄養で必要かつ十分な栄養管理をおこないつつ、本人の「食べることが好き」という気持ちを尊重し、将来再び経口摂取できるようになることを目標として嚥下リハビリを並行しておこなうという選択肢は十分あり得るでしょう。

本人の意思とリハビリの成果しだいでは、経管栄養から経口摂取へとシフトしていくことも夢ではないと考えられるからです。このような目標を本人に丁寧に説明することで、リハビリにたいするモチベーションも上がり、それはさらに成果を呼び込むという好循環にもなるでしょう。

経口摂取をメインとできるまでに嚥下力が回復すれば、胃瘻は使わずに置いておけば良いのです。現在、胃瘻にはいろいろなデバイスがあり、ボタンタイプのものであれば邪魔にならず普通の服も着ることができます。

経口摂取ができるようになったのちに、再び嚥下力が低下するなど肺炎再発のリスクが高まったと判断された時点で、本人と相談しつつ経管栄養を再開することも可能です。このように胃瘻を作ることによって生活の質が高められるケースもあるのです。「胃瘻は悪手」「胃瘻になったらおしまい」という紋切り型の言説は、私にはかなり乱暴に思えてなりません。

胃瘻にかぎらず、あらゆる医療行為は使い方しだいです。人工肛門のケースでも示したとおり、特定の医療行為について単なるイメージだけで忌避や拒絶するのではなく、選択肢の幅を広げる手段としてとらえてみてはどうでしょうか。あらゆる事態に備えることができますし、そのように柔軟に考える方が「理想的な生き方」を実践してゆくためにも、「理想的でない逝き方」で辛い思いをしないためにも、得策ではないかと私は思うのです。

住み慣れた我が家で、の希望を巡って

この章の締めくくりに、もう一つ「判断に困るケース」を考えておきましょう。

「住み慣れたわが家で最期を迎えたい」と当事者が希望し、家族もその思いを叶えてあげたいと考え、互いに同じ方向にむかって残された日々をともに過ごす――これこそが多くの人が理想とする人生最終段階の過ごし方ではないかと思います。ただはじめのうちは、互いに同じ方向に歩みはじめたにもかかわらず、最終的に当初の希望が叶わなかったという事例も存在します。末期がん患者さんで、ときおり経験する事案です。

末期がんの在宅医療の現場では、当事者はもちろん、主介護者である配偶者や子どもといった家族も、病気の進行具合と予後について概ね理解し受け入れていることがほとんどです。つまり「そのとき」が近い将来に訪れることは当事者も主介護者も理解し、覚悟もできている状況なのですが、いざその瞬間となったときに、当事者の望まない最期の迎え方となってしまうケースがあるのです。

第三章で「在宅看取り」について触れました。末期がんの患者さんに訪問診療をおこなう場合、最後まで自宅で過ごしたいのか、それとも本人あるいは主介護者のいずれかが限界を感じたら、できるだけ早めにバックベッドと呼ばれる後方支援病院への入院をしたいのか。このいずれかをあらかじめ可能な範囲で確認しておくことは、医療者そして患者さん双方に

とって大切なことです。

もちろん症状変化等に応じて、当初の希望はいつでも変更可能ですが、まったく方向性を未定のままにしておくと、いざというときに混乱してしまうからです。

私が過去に経験した事例でこんなことがありました。患者さんは最後まで自宅にて過ごすことを強く希望し、主介護者である妻も本人の希望を理解していると考えられました。

腹腔《ふくくう》内の腫瘍が大きくなるとともに腹水も増え、それらによる疼痛《とうつう》には早期からオピオイドを使用していたにもかかわらず、日増しに薬剤量を増やしていかざるを得ない状態となりました。

妻は献身的に介護を続けており、毎日の経過を使用した薬剤量とともに事細かに記録しながら、徐々に衰弱していく夫に正面から向き合っていました。こちらも訪問するたびに、第三章でも触れた「レスパイト入院」の選択肢を提示していましたが、妻は自宅で看取る決意を述べつつ、レスパイト入院も必要ないと自宅での介護を継続していたのでした。

しかしいよいよ、本人の意識がなくなり呼吸状態が不安定になってきたというときに妻は救急車を要請、けっきょく搬送先の病院で亡くなることになったのです。

「在宅看取り」を希望している家族には、いよいよ最期の状況となってきたときは救急車ではなく、在宅医療をおこなう当方の医療機関もしくは訪問看護に連絡するようにとの申し伝えをしています。しかし、いざそのときとなると動転してしまい119番に連絡、病院へ搬送してもらおうと考える介護者の方はゼロではありません。

こういう事態に慣れている人などいないのですから、無理からぬことと言えますし、その判断をした家族を非難するのも間違いであると思います。ただこのようなケースを経験してきた私としては、可能なかぎり当事者の希望を叶えるという視点から、在宅看取りを希望されている家族の方々には、このような事案も過去にあったということを例としてお話ししています。

ただそれも「そのときが来ても、けっして救急車は呼んではいけません」という意味ではなく、「救急車を呼ぶことで、本人の当初の希望と異なる方向にむかうことになるかもしれません」という意味でお話しします。

もっとも最終的なその判断が「家族が動転していたことが理由である」というのも、私たちの勝手な決めつけに過ぎないかもしれません。当初は当事者、家族ともに「最後まで自宅で」という方向性を共有していたにもかかわらず、その後の状態によって、方向転換が私たち医療者の知らないところで決定されていたのかもしれないからです。

当事者が家族の負担を見かねて「もう最後は病院に行くよ」との意向を有形無形に表明していたかもしれないのです。そうであれば、当事者にとっても家族にとっても、当初の希望とは異なった結末になったとはいえ、それは次善の選択として後悔のない理想的な生き方となったと見るべきでしょう。

私たち医療者は、その選択の是非にまで介入するものではありません。あくまでも選択にかかる判断材料を、偏りなく提供する役割にとどまるべきであると考えています。

本章では、じっさい起こり得る判断に困るケースを具体的に掲げて思考実験してみました。「してほしいこと」や「されたくないこと」といった希望を明確にしておくことは重要ながらも、それが完全に叶えられない場合において、いかに次善の希望を見出し、それを叶える方向へと軸足を変えていくことができるか、という希望の幅を広げるためのお話でした。次章では、これまでの議論を踏まえて、いよいよ「幸せに繋がる準備」について深掘りしていきたいと思います。

第七章

準備こそが幸せに繋がる

自分のことより、家族の迷惑を考えてしまう患者さん

高齢者医療・在宅医療の現場にいると、当然のことながら患者さんの最期の瞬間を見届けることが日常的となります。その状況や背景は人の数だけ異なっていて、一つとして同じということはありません。

受け持ち患者さんの最期に臨むごとに「はたして医師として希望に寄り添えたのだろうか」と感じずにはいられません。家族であればなおさら「はたしてこれで良かったのだろうか」と、後悔にも近い感情を持ってしまう場合もあるでしょう。

本章では、当事者が少しでも平穏な最期を迎えることができるよう、家族として後悔をなるべく感じずにすむよう、今からできる準備について具体的に説明していきたいと思います。「自分らしく生涯をまっとうするために」がテーマの本書では、なによりも「自分ファースト」で「してほしいこと」や「されたくないこと」を主張していってほしいというのを、最大のメッセージとして掲げます。とはいえ、私が日々患者さんと話をしていると「自分のことより、家族に迷惑をかけたくない」という言葉が、じつに多くの人たちから聞こえてきます。

つまり「してほしいこと」や「されたくないこと」といった希望の深層には、ワガママではなく、介護してくれる家族そして遺される家族にたいする配慮や思いやり、それらが多分

に含まれている可能性があって、むしろそれらの感情が自身の希望を作り出している場合もあると私は感じるのです。

「自分はこうしたい」という希望のなかに「家族に幸せになってほしい」という思いが、そして「自分はこうしたくない」という要求に「家族には苦労をかけたくない」との切なる望みがあろうとも、それはむしろ当然の感情と言えるでしょう。

このような希望で関連し合う当事者と家族双方が、いざという時に後悔しないため、前もって準備しておきたいのが、アドバンス・ケア・プランニング（ＡＣＰ：Advance Care Planning）と言われるものです。

日本医師会のホームページには次のような説明があります。

「ＡＣＰとは、将来の変化に備え、将来の医療及びケアについて、本人を主体に、そのご家族や近しい人、医療・ケアチームが、繰り返し話し合いを行い、本人による意思決定を支援する取り組みのことです」

数年前から厚生労働省も「人生会議」という愛称を付けて普及・啓発を推し進めているので、聞いたことがある方もいるでしょう。じつは本書でこれまで論じてきたこと、数々のモデルケースも、このＡＣＰをいかに有意義なものとするかということを読者の皆さんとともに考えるための事前材料として提示したものです。

この日本医師会の説明にもありますし、「人生会議」という愛称にも見るとおり、これは基本的には当事者とその家族（いない場合は「近しい人」）との事前の話し合いを前提としています。

つまりまったくの独居で家族や相談できる人がいない人については、また違ったアプローチが必要となると考えてください。しかしそのようなケースについて同時に議論し始めると混乱を招くので、まずは、当事者に家族もしくは近しい人が存在しているケースから説明を始めていきたいと思います。

50歳になったらACPをスタート！

本書ではこれまでも、当事者の希望を把握し、それをもとに治療やケアの方向性を考え進めていくことの重要性を、具体例を提示しつつ解説してきました。では具体的に、この当事者の希望にかんする話し合いは、どのタイミングで、誰と、どのようにおこなうのが良いのでしょうか。

一概には決めつけられませんが、この話し合いを始めるタイミングについて言えば「話し合わねばならない状況に直面する前に」という一点に尽きます。

当事者にとっては、自らの終末期についてまだ考えることすらないタイミング、家族にとってもその当事者に生命の危機はもちろん、身体的不調が生じることさえまだ現実のものとして考えられないタイミング、そういったときから話し合いを始めるのが最も理想的です。というのも、私の両親の場合、そのような機会を作ることができないまま、体調不良で要介護状態になってしまったからです。皆さんには、私と同じ失敗をしてほしくないと思います。

とはいえ、当事者が健康な20歳代などあまりにも若年である場合は、それこそ不確定要素が多すぎて議論の焦点がボヤけてしまうので、「50歳を過ぎたら話し合いを始めてもいいのではないでしょうか」と提案したいと思います。

では、じっさいにいつ、どのような場で話し合えば良いのでしょうか。

私からは一つの案として、家族が一堂に会することができる場をおすすめしたいと思います。これも家庭によってさまざまでしょうが、正月や誕生日といった年に一度の「節目」はいかがでしょうか。

正月早々、あるいは誕生日といった「おめでたい日に終末期の話し合いなんて縁起でもない」と思う人もいるでしょうが、私は逆にむしろ良い機会だと思います。そのようなおめでたい日であるからこそ、過度に深刻にならず笑いながらも真面目に話し合うことができると思うからです。

むしろ、

「今日は私の終末期について話し合うためにみんなに集まってもらった」などと、この話し合いのためだけに全家族を招集した会議を催すことは、深刻さが増すばかりで重苦しい空気で満たされかねません。

後述しますが、このＡＣＰというのは、一度きりで終わりにするものではなく、その後、何度も繰り返しおこなうことが推奨されるものです。初回から気の重い不愉快な会議となってしまうと、二度と開催されなくなってしまう可能性もあります。

そのリスクを回避するためにも、年に一回必ず訪れるおめでたい日こそ、この大切な話をする絶好の機会と言えるのではないでしょうか。初回さえうまくいけば、その後は年に一度、恒例行事のように話し合いを重ねていくことができますし、ＡＣＰもそのつどブラッシュアップされていくことでしょう。

どのような話をすればいい？

つぎに、どのような話から始めてみるのが良いかということを考えます。

50歳代で自身の終末期における医療について考える場合には、老衰など、かなり先の将来の自分を漠然と思い浮かべるよりは、検診でがんが見つかり、それが進行・転移して積極的な治療が困難となりつつある状態や、心筋梗塞や脳梗塞で救急搬送された場合を想像して考える方が、焦点が定まり議論しやすいでしょう。
もちろん想像するといっても、ある程度の医学的知識がないと雲を摑むような話になってしまいます。具体的で細かいことまで決める必要はありません。まずは最もイメージしやすいこととして、人生の最終局面において、何を「してほしい」か「してほしくない」かという希望から考え始めることをおすすめしたいと思います。

考えておきたいポイントとしては、「説明」「場所」「方法」という3つが挙げられます。この3つのポイントについて、当事者と家族が十分に意見を交換して認識を共有しておくことが大切です。

説明とは、自分の病状や予後について医師からすべて聞きたいか、ということです。すべて隠さずに知りたいという人もいるでしょうし、病名は知りたいけれど、今後生じるであろう辛い症状については聞きたくない、人生の残り時間は聞きたくないという人もいるでしょう。

場所とは、最期をどこで迎えたいかということです。自宅で家族に見守られながら迎えたいという人もいれば、家族に負担をかけたくないから最期は病院で迎えたいという人もいます。

方法とは、最期まで病気にたいして手厚い治療を受けたいか、それとも治療よりも症状を緩和するケアを望むかということです。

当然ながらこの2つは二者択一である必要はありません。また一度決めても、いつでも途中で変えていいものです。あくまでも現時点での希望として考えてみてはいかがでしょうか。つまりACPによって事前に方向性を決めておきましょうと言っても、すべてにおいてゼロか100で決めておかねばならないとか、一度決めたことは変えてはならないということはないのです。むしろ各論的なことは、そのときどきに応じて柔軟に変えても構いません。大筋の方向性、生と死にかかわる基本的な認識と価値観、それを確認して記録しておくことが大切なのです。

頭を悩ませる「方法」

ACPを上記3つのポイントごとに考えるときに、医療者も患者さん側も、最も頭を悩ますことが多いのが、3番目に掲げた「方法」です。これはまさに生と死にかかわる基本的な認識が問われるものだからです。そこで人生の終末期における医療行為について考えたいと思います。

前章で「これだけはされたくない」という希望のうちで患者さんから最もよく聞くのは

「点滴やらモニターやらの管やコードが体中に取り付けられるのはイヤだ」という声であるとご紹介しました。これは、いわゆる延命行為と言われる医療は受けたくないという意味でしょう。

たとえばがんの末期状態となった場合、入院している場合でも、在宅医療の現場でも、医療者から本人、家族にたいして、最終局面でどのような医療行為をどこまで望むか、と希望を確認されることがあります。

具体的には次のような内容です。

「徐々に衰弱が進んで心肺機能が低下した場合に、人工呼吸器の装着、そして心停止となった場合に心臓マッサージなどのいわゆる『蘇生行為』をおこなうことを希望しますか、しませんか」

つまり、心肺蘇生をしてもしなくても生命予後に変わりがない、すなわち蘇生行為自体に医学的意味がない場合でもこれらをおこなってもらいたいか、という問いです。患者さんたちから最も多く聞かれる希望を踏まえれば、この問いには、多くの人が「望まない」と答えることでしょう。

私たち医療従事者は、心停止時に蘇生行為をおこなわないことを、ＤＮＡＲ（Do Not Attempt Resuscitation）と呼んでいます。そして人生の最終段階に至りつつある患者さんもしくは家族に、DNARの希望の有無を確認することは、当然のようにおこなわれています。それは、がん末期の人にたいしてだけではありません。老人ホーム等の施設入居者についても、この「DNARの承諾」を得ておくことが入居の際の条件とされていることもあります。

さらにこの承諾を過去に得ていた人についても、老衰が進んでいよいよ最終段階となった時点で再び家族を呼び、DNARの最終確認を取って規定の書類に署名捺印《なついん》をしてもらうよう、施設側から医師にたいして依頼されることも少なくありません。

これによって施設側は「看取り介護加算」（老衰や疾病の回復の見込みがないと診断された人を、医師や看護師など多職種と連携をとって介護施設で看取りをする場合に加算される介護報酬）が算定できるという事情もあることから、私も施設側に頼まれるまま家族に説明し、サインをいただくことが往々にしてあるのですが、これは考えてみれば、まったく不思議な話です。

先述したようにDNARというのは、

「これらの行為をおこなっても蘇生不可能な人、もしくは一時的に心拍が再開しても生命予後が極めて不良である人が心停止した場合に、蘇生処置はおこないません」

という意味です。

これを家族に繰り返し問う行為は、「無意味な医療行為は望みません」という当然のことを何度も確認させることに他なりません。

DNARは「なにもしない」ことの免罪符ではない

ここまでも述べてきましたが、医療行為というのは意味があるからおこなうものです。それにもかかわらず「意味のない医療行為なのですが、それをおこなわなくても本当によろしいですか」と確認することは、家族にとっても精神的にかなり苦痛でしょう。

がん末期はもちろん老衰であっても、徐々に衰弱して終末期を迎えた人に心肺停止が起きた場合は、もうご遺体として丁重に扱うべき状態であって、そこに心肺蘇生処置を試みることは「勝ち目のない無意味な医療行為」であるばかりか、そのご遺体をただ傷めつける行為に他ならないと私は考えます。

たしかに家族のなかには、終末期を迎えている肉親を目の前にして、「なにもしないのですか？　もう救命はしてもらえないのでしょうか」と問う人もいます。しかしそのような質問にたいして医療者は、「ＤＮＡＲの承諾を得る」のではなく、心停止時の心肺蘇生という医療行為の意味をわかりやすく説明する姿勢が求められます。

しかしながら医療現場では、このＤＮＡＲが誤解されたまま運用されている場合も少なくありません。「心停止時の蘇生行為はおこなわない」という意味であったはずが、いつのまにか「そのままなにもしない」という意味に置き換えられて語られるケースも、ときおり見受けられるのです。

たとえば、こんな医療従事者どうしの会話を耳にすることがあります。

「302号室のMKターミナルの患者さん、昨日、主治医が家族にICしてDNAR取ったから、あとはナチュラルで良いみたい」

これを一般の方にもわかるよう翻訳しますと、次のようになります。

「302号室の胃がん末期の患者さん、昨日、主治医が家族に説明してDNARの承諾を得たから、あとはそのままで良いみたい」

ちなみに「IC」とはInformed Consentの略で、本来は「説明する」との意味ではありません。この言葉には、医療者側からの十分な説明とともに、それを踏まえた患者側の理解、納得、同意、選択がすべて包含されているのですが、このICもDNARと同じくこのように誤用されるケースを、じっさい少なからず見聞きします。

本当の意味を理解すれば、いかにこの「主治医が家族にICして」という言い方がおかしなものであるかがわかるはずです。これはたんに言葉の誤用だけでなく、患者さんにたいする医療者側のパターナリズム（父権主義）を端的に言い表しているものとも言えるでしょう。

つまり医療者によってこのような誤った意味で用いられるICとDNARには、「主治医の説得によって家族の承諾を得た（勝ち取った）から、あとはそのままなにもしないで死亡するまで見守るだけで良くなった」

という治療全般における省力化の免罪符のような意味が持たされてしまっているとも取れるのです。これは家族にとって許せないことではないでしょうか。医師から最終局面における蘇生希望の有る無しだけを問われ、その実行について拒否しただけにもかかわらず、医療者のあいだでは蘇生はおろか、それ以外の治療全般についても一切おこなわないものと勝手に意訳されてしまうのでは、たまったものではありません。

医療者としては、

「この患者さんは人生の最終段階に差し掛かっているのだから、心肺停止時のDNARの希望は当然のものとして受け止めつつ、最後まで苦痛や不安を少しでも取り除いてほしいというご本人の希望を最大限に尊重していこう」

との決意を新たにすべきと言えるでしょう。

もし医療者から、家族としてDNARについての説明を聞く機会があった場合は、次のように積極的に要望することをおすすめしたいと思います。

「心停止時の蘇生行為は望みませんが、それ以外の治療、たとえば本人の苦痛を取ることが期待できる治療・処置については、そのつど、本人と私たち家族に相談してください」

DNARを決めたとしても、それ以外の医療とケアは当然ながら続けられるというのが、DNARの本来の意味だからです。

終末期の点滴、胃瘻、心肺蘇生

その考え方を踏まえれば、食事量が低下してきたときに点滴注射をおこなうという医療行為は、当然ながらDNARの患者さんについても選択肢の一つとなります。

ではここで「これだけはされたくないこと」の例をもう一度思い出してみてください。

「点滴やら……の管が体中に取り付けられて……」というのも望まない医療行為と言われるものでした。ですから、もしDNARとともに、これらの処置も望まない場合は、まず家族そして主治医にも伝えておく必要があります。ただこれも一切希望しないのか、それとも無意味な点滴は希望しないが、意味のある、すなわち勝ち目のある場合は希望するのか、という点まで考えておくことは大切です。

「そんなものは医師でないと判断できない」などとおっしゃるなかれ。たとえば、がん末期や老衰などで徐々に食事摂取量が低下し、その後、水分すら摂れなくなってきた場合には、もはや点滴をおこなう医学的意義はありません。それは人生の最終局面であり、生命の灯火《ともしび》が徐々に消え入る寸前だからです。

そのような局面では、当事者自身が栄養、水分の摂取を、もはや不要であるとの自己主張を体現していると見るべきでしょう。そこに人工的に点滴液を注入することは、自然の成り行きに逆行する行為であるとも言えます。

なかには、

「食事ができなくなっているのを、そのまま見殺しにはできない、せめて点滴くらいはしてあげてほしい」

と思う家族もあるでしょうが、このような局面では点滴をしても元に復することはありませんし、本人の苦痛を取ることにもなりません。

終末期では循環機能が低下していますから、いたずらに点滴をおこなうことで、かえって心臓に負荷がかかり苦しくなる可能性すらあり得ます。点滴というと「元気をつけてくれるもの」と思われがちですが、腕からの点滴に食事に代わる栄養を補充する効果は一切期待できません。

それでも、

「食事もできなくなっているのは放置できない、なんとか栄養補充を」

と、食事に代わる栄養を人工的に体内に注入することを望む方もいるでしょう。そのときは、中心静脈栄養という、心臓に近い太い静脈から細いカテーテルを挿入・留置しておこなう「高カロリー輸液」か、胃瘻を造設するしかありません。しかし中心静脈栄養も胃瘻も、生命予後が数ヶ月以上から年単位で期待できる場合には選択肢として考慮されるかもしれませんが、がんや老衰の進行した終末期状態では、医学的な意義がないばかりか、処置そのものが苦痛をもたらすとの理由から、通常はおこないません。

次章で詳述しますが、胃瘻による経管栄養についての是非が論じられる際に、

「胃瘻によって無意味な延命行為が多数おこなわれている」

「病院はベッドを埋めるために寝たきり老人を生かし続けている」

という言説をデータなどのエビデンスを一切示すことなく、まことしやかに述べる人がいます。

しかし現在の医療現場において、ある程度の生命予後が期待できる人にたいして胃瘻を造設し、それを使いつつ徐々に寿命を迎えるというケースはあっても、予後が短いとされながら延命するために胃瘻が造設されるケースは極めて少ないと私は認識しています。

第一章の終わりでも述べましたが、徐々に衰弱して経口摂取ができなくなっていくのは、生物としてのヒトが生命の最終段階を迎える局面において、ごく自然な経過です。

その本人の声なき訴えを、いかに周りの近しい人が汲《く》み取り理解して、慌てず騒がず見守

るかということが、このフェーズにいたった当事者にたいする「心のこもった温かい対応」と言えるのではないでしょうか。ＡＣＰをおこなっておく意味は、本人が意思表示できない状態となったときに、家族が本人の希望にそぐわない医療行為を選んでしまわないためとも言えるでしょう。

もちろんまだ老衰の終末期には至っていない高齢者が、一時的に食欲が低下し、本人が喉の渇きを訴えているという場合は、数日間だけでも末梢《まつしょう》血管から点滴してみるという選択肢はあります。そうすることで、また回復する場合もあり得るからです。

ＤＮＡＲにおいても同様のことが言えます。徐々に衰弱が進んで、いよいよ最終局面となった場合における心肺停止にたいしては、意味のない蘇生はおこなわないと決めていた場合でも、まだそこまでに至らない状況で起きた「予期しない心肺停止」にも心肺蘇生はおこなわないのか、という点を確認しておくことは、じつは非常に大切です。

まずはトラジェクトリーカーブを

このように言うと、

「結局ところＡＣＰは、どこから手をつければいいのでしょうか」

との疑問を持つ方もいるかもしれません。

その場合は、第五章（１４４ページ）で紹介したトラジェクトリーカーブを思い出してみてください。具体的なイメージが見えやすくなると思います。

たとえば、図13のように徐々に衰弱してきているとの認識を医療者、家族ともに共有できている場合を考えてみます。日によって量にムラはありながらも自力でまだ食事ができており、会話も十分に可能で、本人も家族もＤＮＡＲを希望しています。あるとき食事を喉に詰まらせて窒息状態から心肺停止となってしまった場合、どのように対応すべきでしょうか。

そう遠くない将来には衰弱による死を迎えることは予期されていたとはいえ、そこに至る以前に急を要する事態から心肺停止を生じたケースでも、蘇生行為をおこなわないのかということです。

これも点滴の場合と同様、勝ち目の有無で判断される余地があるでしょう。そしてその勝ち目も、どこを勝敗ラインと考えるかで、その対応は変わってくることになります。

蘇生行為をおこないつつ喉に詰まった食べ物を除去すれば、また事故前と同様に会話も可能となり得るのか否か、一命は取り止めても窒息による低酸素状態の結果、脳に障害が残って以前のような会話が困難となってしまうのか。

設定ラインを生存か死亡かの境界とするのであれば、後者も「勝ち目あり」となりますが、事故前と同レベルを条件とするのであれば、蘇生をしても後者の結果となることが明白と判断されれば、蘇生行為はおこなわないという選択肢もあり得るかもしれません。

非常に難しい問題ですが、ＤＮＡＲにはこのような予期せぬ事態の場合は除外するという「条件つきＤＮＡＲ」もあり得るため、ＡＣＰをおこなう際は可能な範囲で考えておくことが望ましいと思います。

持ちうる選択肢の情報を手に入れる

さて、このような自らの最終段階にかんする意思を決定するにあたっては、これらの例でもわかるとおり、選択肢として考えられ得る医療行為およびケアの種類と意味について、ある程度の情報と知識が必要であることは言うまでもありません。それらがあってこそ、選択肢の取捨選択ができるからです。

逆に情報や知識が不十分なままでは、せっかく有効な対処法があってもその存在にすら気づかなかったり、間違った選択をしてしまったりする可能性もあり得ます。先に示したＡＣＰの説明において、意思決定の支援者に「医療・ケアチーム」が一員として挙げられているのは、これらの情報と知識の提供と相談の役割を担うためなのです。

たとえば、

「いかなる状況になっても人工呼吸器装着（あるいは手術）はしないでほしい」

という事前指示を明文化している人がいた場合、その人がなぜその結論に至ったのかという理由について、当事者とその意思決定に関与したメンバー間で共有し記録しておくことは重要です。

ただなんとなくのイメージでそのように考えているだけかもしれませんし、知人や親がそれらの治療をしたにもかかわらず助からなかったという過去の記憶に基づいているのかもしれません。

とくに手術については、第六章でお示しした人工肛門のケースのように、苦痛を除去できる唯一の手段としての手術もありますし、過去の情報や知識と異なる新たな手術法が開発されて、患者さんの負担や予後が大きく変わっている可能性もあります。

したがって、過去のイメージをもとにＡＣＰを決めているのではないかと気づいた関係者には、当事者にたいして、つねに最新の情報と知識を提供することが求められると言えましょう。繰り返しになりますが、ＡＣＰは元気なときに一度決めたら終わりというものではありません。何度でもブラッシュアップして更新していくことが推奨されているのは、当事者の気持ちの変化はもちろん、当事者を取り巻く環境、医療技術が日々変化しているということも、その大きな理由としてあるのです。

ＡＣＰには医学的な情報や知識も必要ではありますが、それ以上に当事者の価値観、大切に思っていることが尊重されるべきであることは言うまでもありません。

その人が歩んできた人生、さまざまな経験、喜びと感じること、辛いと考えること、それらが重層的に絡み合いながら、自己決定というものが構築されていくからです。

当然ながら、医療者が、そのすべてを把握することは不可能です。人生の多くの時間を共有してきた配偶者をはじめとした家族でさえ、なぜ当事者がそのような結論にたどり着いたのか、すべて共有しているケースは、むしろ少数ともいえるでしょう。

さりながら、可能な範囲でそれらを複数の関係者で共有することを目指して、自分の持つ価値観を記録に残しておくことは極めて大切です。それが存在するのとしないのとでは、のちの方向性に違いが生じる場合があるからです。

自分の身に重大な判断を要する事態が発生し、その選択にかんして自分自身で意思表明することが叶わない状況において、誰にその選択権を委ねるか、すなわち「代理意思決定者」を誰にするかということもＡＣＰで決定し明記しておきましょう。

その判断を委ねる相手は、必ずしも親族である必要はありませんが、あなたの思考の背景と価値観をよく知る人が適任者です。最も当事者を理解し、利害関係なく当事者の立場で意思を決定できる代理人が、本人にとって最善と思われる選択をする可能性が、最も高いと思われるからです。

そのような人であれば、かりに事前に明確な意思表示の確認ができていない場合であっても、判断を要する重大局面に直面した場合、過去の本人の言動などから、いかなる選択をするだろうかということを推察でき、当事者自身の希望に近い選択がなされるのではないでしょうか。

「おひとりさま」のACP

さて、ここまでは当事者が意思決定をおこなう際に相談することのできる家族もしくは近しい人がいる場合について議論してきました。先に述べたように、これらの人がいない場合を同時に議論しようとすると、混乱を招く可能性があったからです。

以後は、このような相談ができる家族や近しい人がいない場合、もしくは家族はいても疎遠であるなどの理由から、事前指示や意思表示を他者に伝えてこなかった人についても、どのようなことが発生し得るか、その際にどのような対応が取られるかについて考えておきたいと思います。

このようなケースで一番問題となるのは、急病や大けがなどで救急病院に搬送されてきた場合です。

急を要する事態の場合は、普段からその患者さんの診療を担当している「かかりつけ医以外」の医療機関に運ばれてしまうケースも少なくありません。この場合、治療を担当する医師は、あなたと初対面である可能性が高いことから、既往歴をはじめとして性格、生活環境や背景などはもちろん知るはずなどないわけです。

そのような場合でも、当事者に意識があって冷静に状況判断できる精神状態のもと、提示された治療の選択肢を吟味することができるのであれば問題ないのですが、おそらくそのような状態で搬送されるケースは稀《まれ》です。

つまり自らの意思を自力で伝えられず、かつ過去に他者に意思を伝達していなかった人の場合、医療者側としては、治療の方向性を決定する際に非常に苦慮します。

令和２（２０２０）年5月に日本医師会の生命倫理懇談会で取りまとめられた「人生の最終段階における医療・ケアに関するガイドライン」によれば、

「突然、意識不明の重篤な患者が運び込まれるような救急時においては、原則として救命措置を図るべきであるが、その後、例えば家族等の到着により病状の経過が明らかになって本人の意思も推定できるようであれば、本人の意思を基本とした医療に立ち返るべきである」とし、本人の意思も不明で家族によっても推定できない場合は、家族等との十分な話し合いで本人にとって最善の措置を講ずるとしています。

図17をご覧ください。本人の意思の確認が不可能な状況の場合、意思表示（書）の有無を

2. 本人の意思の確認が不可能な状況の場合

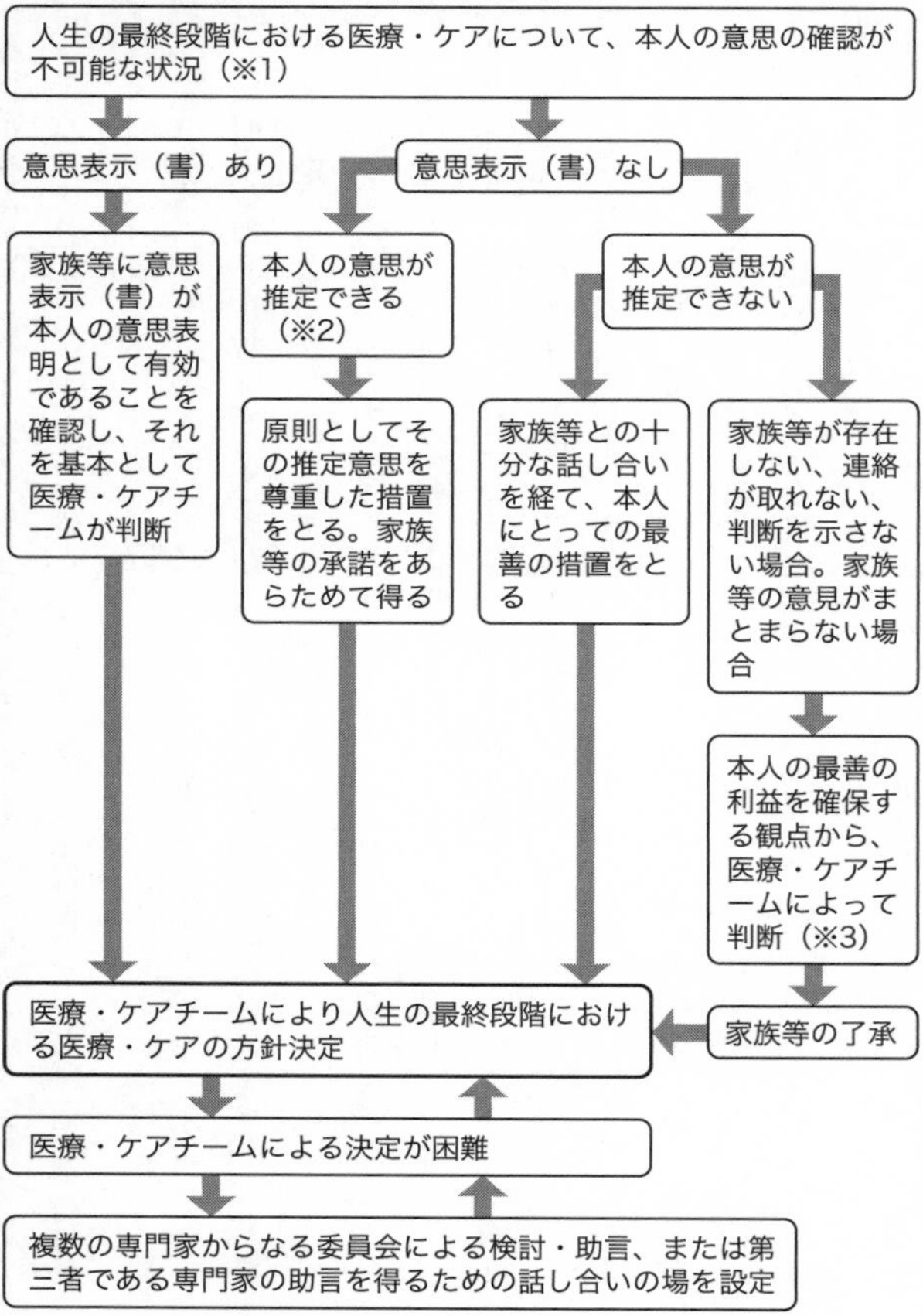
人生の最終段階における医療・ケアについて、本人の意思の確認が不可能な状況（※1）
意思表示（書）あり
意思表示（書）なし
家族等に意思表示（書）が本人の意思表明として有効であることを確認し、それを基本として医療・ケアチームが判断
本人の意思が推定できる（※2）
本人の意思が推定できない
原則としてその推定意思を尊重した措置をとる。家族等の承諾をあらためて得る
家族等との十分な話し合いを経て、本人にとっての最善の措置をとる
家族等が存在しない、連絡が取れない、判断を示さない場合。家族等の意見がまとまらない場合
本人の最善の利益を確保する観点から、医療・ケアチームによって判断（※3）
家族等の了承
医療・ケアチームにより人生の最終段階における医療・ケアの方針決定
医療・ケアチームによる決定が困難
複数の専門家からなる委員会による検討・助言、または第三者である専門家の助言を得るための話し合いの場を設定

1. 本人の意思が確認できる場合

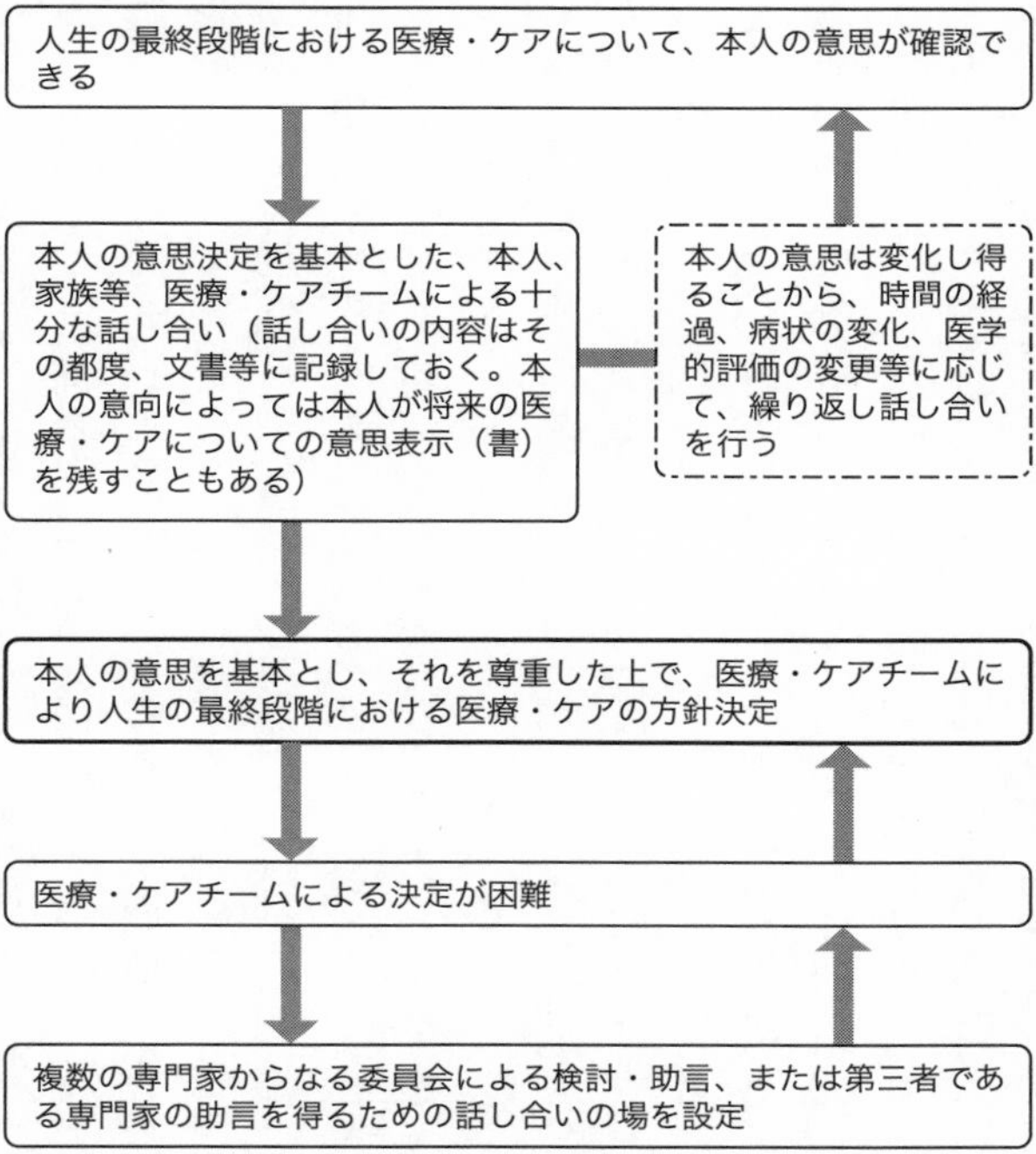
人生の最終段階における医療・ケアについて、本人の意思が確認できる
本人の意思決定を基本とした、本人、家族等、医療・ケアチームによる十分な話し合い（話し合いの内容はその都度、文書等に記録しておく。本人の意向によっては本人が将来の医療・ケアについての意思表示（書）を残すこともある）
本人の意思は変化し得ることから、時間の経過、病状の変化、医学的評価の変更等に応じて、繰り返し話し合いを行う
本人の意思を基本とし、それを尊重した上で、医療・ケアチームにより人生の最終段階における医療・ケアの方針決定
医療・ケアチームによる決定が困難
複数の専門家からなる委員会による検討・助言、または第三者である専門家の助言を得るための話し合いの場を設定

※1　いずれの場合でも、家族等による確認、承諾、了承は文書によることが基本となる
※2　本人の意思が確認できた状況で、話し合いの結果が文書等に記録されている場合も該当する
※3　家族等が存在しない場合は、「医療・ケアチームにより人生の最終段階における医療・ケアの方針決定」へ

図 17　人生の最終段階における医療・ケアの方針決定に至る手続き（出典　公益社団法人日本医師会生命倫理懇談会「人生の最終段階における医療・ケアに関するガイドライン」）

まず確認する必要があります。問題となるのは意思表示（書）が無く、本人の意思が推定できない場合です。この場合でも家族等と医療者が十分な話し合いができれば良いのですが、家族等と連絡がつかない、存在しない、存在しても判断を示さない、家族内で意見がまとまらないといったケース、すなわち「代理意思決定者」がいない場合は、医療・ケアチームで本人にとっての最善の利益を確保する観点から判断することになります。

また医療・ケアチームでも医療内容の決定が困難で、さらに家族等とも合意に至らないようなケースにおいて、複数の専門家からなる委員会の設置など、第三者の助言を得て合意形成を進めようとしています。

つまり本人の明確な意思表示ができる場合と、それが叶わない場合、さらに代理意思決定者もいない場合とでは、治療方針を決めるにあたって大きくプロセスに差を生じることになるのです。

ACPを事前におこなっておくことは、不測の事態において、より自身の希望に近い医療行為を引き出すためにも有効であることが、これでご理解いただけたのではないでしょうか。

またACPを考えるにあたっては、切羽詰まった状況や精神状態にあるときは、冷静な判断ができなくなるため避けるべきということも納得いただけることと思います。

切迫した事態を目の前にして、恐怖や焦りからの現実逃避、ややもすると自暴自棄な感情が支配的となっているかもしれれません。そのような状況下での判断は、後から振り返ってみたときに悔やまれる結果を引き寄せてしまうことも大いにあり得ます。

衝動的な判断で決めない、一度決めたことでも変更可能、繰り返し何度も話し合って決めるという認識を持ち、これらを日ごろから実践しておくことは、いつなんどき不測の事態が到来しても慌てず柔軟に思考をめぐらせるためのトレーニングにもなるでしょう。

準備が9割

繰り返し述べているように、人はいつかは最後の日を迎えます。その運命からは誰ひとりとして逃れることはできません。そしてその日をどのように迎えるかも、自分では制御できません。

しかし街の書店には、

「どうすれば寝たきりにならずに幸せな最期を迎えるか」

「最後のそのときまで、自分らしく活き活きと元気に過ごすためには、どうすれば良いのか」

といった書籍や雑誌が所狭しと並んでいます。それだけ老後、とくに「寝たきり」になることを心配する人が世の中にあふれているということでしょう。

本書も「自分らしく生きる」ということを読者の皆さんに訴える書籍の一つですが、巷にあふれているこれらの「老後対策本」と決定的に異なるのは、「寝たきりや認知症にならないために」という、現在の医学で不可能なことを述べるものではない点です。

寝たきりや認知症を予防する確実な手立ては、残念ながらありません。その事実をまずは受け止め、その状況になったときのために、今から準備できることをしておくことが非常に重要かつ有用であると私は自信をもってお伝えしたいのです。その準備さえできていれば、いざその状況になった場合でも、自分らしく最後まで活き活きと過ごせるはずです。

私は寝たきりや認知症のことは忌むべきものとは思いません。寝たきりや認知症を、なってはならないものと位置づけることは、その状態にある人やその状態で生きていくと決めた人を排除する思考に繋がっていくと思うからです。

PPKこそが理想的な最期だという声も多く聞かれます。外来や訪問診療の現場で「もう十分生きた。早くお迎えが来てほしい。治療やリハビリなどももうたくさん」と患者さんに言われることも日常茶飯です。この現象は「要介護状態になりたくない」「他人の世話になってまで長生きしたくない」という希望がいかに強いものであるかという象徴ともいえるでしょう。

しかし、もし本心から寝たきりになりたくないと考え「他人の世話になりたくない」と思っているのならば、少しでもそのときの到来を先延ばしするために、適切な治療やリハビリを十分におこなっておいた方が得策ではないか——私は第一章でみなさんにお伝えしたのと同じことをお話ししています。

要介護状態、認知症といった老化による生活機能低下は、個人差はあれほとんどの人が直面する問題です。その自然の流れを変えることは不可能です。

しかし、だからと言って何もせずにお手上げのままそのときを待つというのでしょうか。いかにその到来を先送りするか、到来してもいかに苦痛を最小限にしてより快適に過ごすか、ということに軸足を移して考え、準備しておくことの方が、ＰＰＫを望む人にとって、よりＰＰＫに近い理想的な最期を迎えることができると私は考えます。

ＰＰＫをもう一度考える

さてここで、あらためていきなり人生の最期を迎えることになる、「ピンピンコロリ」について考察してみましょう。本当に幸せな死に方と言えるのでしょうか。

もちろん死生観、何を幸せと考えるかは千差万別ですが、少なくとも真のＰＰＫとなると、住み慣れた自宅のベッドで家族に囲まれて安らかに最期のときを迎える、すなわち「平穏死」となる可能性は極めて低いのです。

以下の2つのケースを例に考えてみましょう。

(例1) あなたは75歳。高血圧で薬は飲んでいますが、ほかに大きな病気もなく、なんら不自由なく暮らしています。今も定年退職した会社に週に3回、参与という肩書きで出勤。とくに重責を押しつけられるわけでもなく、後輩たちと談笑するだけで幾ばくかの給与をもらい、退職金と年金で悠々自適の生活です。妻には「俺は寝たきりになってまで生きていたくない。自分で買ったこの家、住み慣れたこの家でコロッと安らかに死ねれば他に望むことはない」と常々言っていました。

そんなある日、後輩たちと仕事帰りに軽く飲んで帰宅した玄関先で、あなたは急に胸が苦しくなって倒れこんでしまったのです。驚いた妻は救急車を呼び、そのまま救急病院へ運ばれましたが、到着時にはすでに心肺停止の状態。心臓マッサージのうえ人工呼吸器が取り付けられ、フルコード(心肺停止等の場合にありとあらゆる救命処置をおこなうこと)の救命処置が取られましたが、心拍は再開することなく、そのまま救急室での死亡確認となりました。

(例2) あなたの母親は95歳。認知症もなく、過去にかかった軽い脳梗塞で投薬治療は受けていますが、麻痺もなくADLも保たれており、平穏に暮らしていました。ある日、あなたの妹の家族が遊びに来て皆で夕食の食卓を楽しく囲んでいたところ、母親は急にめまいと吐き気を訴えはじめました。皆で救急車を呼ぼうということになりましたが、意識のある本人は「このまま家にいたい。死んでもいいから病院には絶対に行きたくない。延命治療はしてほしくない」と言い張ります。しかし看護師である妹が、病院で診断だけでもつけてもらおうと説得、けっきょく搬送となりました。

病院では脳梗塞との診断でカテーテル治療を提案されたため、緊急の家族会議。「これまで元気だったのだから、この治療に賭けてみよう」と本人を説得して治療することとなりました。しかし治療開始後1時間経ったところで容体が急変。主治医の判断で人工呼吸器が装着され手術室から出てきたときには意識もない状態で、そのまま集中治療室へと運ばれて行きましたが、けっきょくその夜、息を引き取りました。

これらが、現代のいわゆるＰＰＫです。ＰＰＫに厳密な定義があるわけでもありませんが、直前まで元気にしていてコロッと死ぬというのは、いわば予測され得なかった突然死ということであり、住み慣れた家のベッドで家族に看取られて平穏な最期を迎えるのとは、まったく逆の環境で迎えることになるものだということです。

つまり、その急変の瞬間を目撃、共有した人は１００％救急車を呼ぶなり、即座に救命救急処置を開始することになりますが、これは通常は避けられません。

つい先ほどまで元気に話をしていた人の呼吸や心拍が急に止まったのを確認したにもかかわらず、ベッドに寝かせたまま平穏に看取るという選択をした人は、なぜそのような対応をしたのか、なぜ救急車を呼ばなかったのか、厳しく問われるとともに、あらぬ疑いをかけられる危険性すらあります。

過去に行ったこともない病院の救急室、しかも家族の立ち入りを禁じられた冷たい処置室の中で、人工呼吸器をはじめとしたあらゆる装置に繋がれ、採血や点滴の針を四肢に刺され、心臓マッサージをされ……というフルコードの処置の果てに、人生で初めて会う人たちだけに囲まれて最期を迎えることになる可能性が極めて高いのです。そういう認識は持っておいた方が良いでしょう。

このような「逝き方」は、たしかに何年も要介護状態となって家族に負担をかけるということはありませんが、一方でまったくの覚悟もないままの突然の別れは、遺された人に大きな悲しみと負荷を与えることにもなります。

その意味では、むしろ「家族に迷惑をかけたくない」という考えからPPKを理想としている人こそ、これらの例のような突然死よりも、徐々に衰弱し要介護状態とはなってもできるだけ苦痛を伴わずに、家族とともに住み慣れた自宅で平穏な最期を迎えることの方が、その理想により近いのではないかと私は思うのです。

少しでもその理想に近づけるため、少しでも苦痛なき平穏な最期を迎えるための、その「幸せの準備」が、ＡＣＰの本当の意味なのです。

第八章

時代の空気に流されない
——最後の瞬間まで堂々と

長生きは迷惑なの？

前章では「自分らしく生きるため」そして「自分の理想どおりの人生の最終段階を考えるため」に、「してほしいこと」と「してほしくないこと」を事前に可能な範囲で明文化しておくACPについて考察しました。ここまでお読みいただいたことで、ACPの重要性については理解を深めていただけたのではないかと思います。

このACPは、あくまでも当事者の自由意志をもとに立案され決定される前提ではありますが、ときとして当事者の本意を反映したものとは言い切れない場合も存在します。よってその取り扱いと受け止め方には、十分に気をつけなければならないと私は考えています。

最終章では、このACPにおける負の側面を取り上げることで、誰もが気兼ねなく「自分らしく」「理想的な生き方」を実践できるよう、また家族も後悔せずに済むよう、さらに議論を深め本書の締めくくりとしたいと思います。

まずこのACPが「言質」として利用されかねない危険性について指摘しておきたいと思います。医師が患者さん本人や家族に終末期の医療行為をどこまで望むかとの質問をおこない、それにたいして患者さん側が心停止時の蘇生行為をおこなわないDNAR（Do Not Attempt Resuscitation）を希望した場合、その回答を医療者側が、さも言質として勝ち取ったかのような認識を持ちかねない実情については先に触れました。

たしかにACPは本人と家族などが話し合って導き出された自己決定であることに違いありません。しかしその決定の過程には、純粋な当事者本人の希望だけでなく、家族や社会が多分に影響をおよぼしている可能性も多分にあり得るのです。もし当事者の本心ではなく誰かに気を遣っての自己決定であった場合、第三者がその感情に思いを致すことなく絶対的なものとみなしてしまっても良いのでしょうか。

「ACPに書かれているのだから、あとはこのプランどおりに粛々と運用していけばいいのだ」

などと医療者が言質のように取り扱ってしまって良いものなのでしょうか。

たとえば「家族に迷惑をかけてまで長生きしたくない」という希望を持つ人は少なくありませんが、その迷惑とはどのようなものと考えているのか本人に聞いて確認しておく必要があります。

金銭的な迷惑なのか、排泄や食事の介助など手間をかけるという意味での迷惑なのか、あるいはその両方かもしれません。そしてそれらは、公的介護サービスなどの利用で、ある程度は解決可能なのか否か。そういったことをまず家族内で腹を割って話し合ってみることをおすすめします。すでにケアマネジャーがいる場合には専門的な助言を聞いても良いでしょう。これらを確認しておくことは、自己決定が本当に本人の意思を反映したものであるかを判断する上で、とても重要です。

もちろん最終的に自分自身でおこなった自己決定なのだから、たとえその過程にどのような事情や感情が介在していたとしても、第三者からとやかく言われる筋合いはないという意見には反論できません。

ただ「家族に迷惑をかけてまで……」との言葉を吟味することなく当たり前の感情として受け流してしまうのは注意が必要だと思うのです。一度立ち止まってその言葉の奥にある真の希望に目を向ける姿勢も、当事者を支える人たちには求められるのではないかと思うのです。

「無意味な延命治療」という言説

昨今、テレビや週刊誌、ネット記事などで、こんな言説をよく見かけます。

「現在、終末期の無意味な延命治療が蔓延《はびこ》っている。日本は世界に類をみない寝たきり大国だ」

有名人がこんなコメントをしていることもあります。

「私だったら延命されたくない」

「家族に迷惑をかけてまで長生きしたいと思わない」

影響力ある人の口から発せられるこのような声を聞けば、

「まさにその通り。私もそんなふうにはなりたくない」

と同意する一般の市民も少なくないでしょう。

しかし現在の日本の医療現場で「無意味な延命治療が蔓延っている」かといえば、在宅医療の現場でそのような事実はまずありません。がん末期や老衰の局面となっている人にたいして胃瘻を造設したり人工呼吸器で延命したりすることについては、医師からすすめることはもちろん、家族から希望されることも極めて稀です。

当然ながら、なんらかの理由で胃瘻や人工呼吸器が装着されることとなった人が、徐々に衰弱して亡くなるまで、それらの人工的装置が使われ続けるという例はゼロではありません。しかしそれを「延命」と呼ぶことは不適切でしょう。これは、まだ死に至らない状態にある人にたいする医療行為が継続したことによる結果なのです。

もしこうした事例までも無意味な延命治療と言うのであれば、それは形を変えた「殺人」と言っても過言ではありません。まだ生きられる生命にたいして、もう医療行為はすべきでないと言うのであれば、熱中症にたいする点滴も延命、喘息《ぜんそく》発作にたいする吸入も延命、すなわち医療行為のすべてを延命治療と呼ばなければなりません。

繰り返しになりますが、医療行為というのは、それをおこなうことによって、現状よりも良い状態、すなわち完全には元に戻せなくとも、病気や外傷を被る以前の状態に少しでも近づける可能性が期待できる場合にのみ、おこなわれることが大前提です。

また人工呼吸器が装着されている患者さんについて、終末期になってもその装置を絶対に取り外すことができないと言う人もいます。医師や看護師でも患者さんや家族に、

「一度人工呼吸器を取り付けてしまうと、最後まで外すことができなくなります」

と説明する人がいますが、これは正確ではありません。

もちろん回復の見込みがない人にたいする治療を中止する際であっても、踏まねばならない手順はあります。まず、手を尽くしても回復の見込みが全くないということを複数の医師で吟味します。そして、過去の当事者の希望や代理意思決定者の意向と同意を確認します。さらに治療の中止に伴い生じ得る苦痛を緩和する手立てを十分講じることも重要です。

こうした適切かつ透明化されたプロセスが整備されていれば、一度始めてしまった治療であっても、それが患者さんにとってむしろ苦痛となっている場合においては、中止することは不可能ではないのです。

医療現場では、患者さんや家族と十分に話し合って治療方針を決めることが常識となっており、医療者が本人や家族の希望を無視して一方的に延命治療を押しつけることなどありません。しかし、いまだにわが国において「無理やり生かす医療」が横行しており、過剰な延

命治療と社会保障費の増大を招いていると主張する人たちが存在します。

たとえば『なぜ日本は「寝たきり老人」大国?·安らかな自然死を許さない、過剰な延命治療が蔓延《まんえん》』(5)という2017年に医師によって書かれたネット記事には、日本は「薬剤消費量が人口数に比べて多い」、「寝たきり老人の比率が世界各国と比べてダントツに高い」、そしてその原因は「医者が死期を迎えている患者さんを死なせないからである。つまり、過剰ともいえる延命治療が行われているからだ」と書かれています。

さらに次のように述べられています。

「医者は病院で末期がんや脳疾患などで死んでいく人、延命治療の果てに死んでいく人しか見ていない。口から食べる力がなくなっているにもかかわらず、胃ろうをつけて栄養剤を投与し続ける。呼吸する力がなくなっているにもかかわらず、人工呼吸器で息をさせる。こんなことばかりしていては、人間が衰弱して自然に死んでいくことがどういうものなのか、わからなくなる」

しかしこれは日々高齢者医療・在宅医療に実際あたっている私に言わせれば、大変な事実誤認です。今から7年も前の記事ゆえと言われる方もいるかと思いますが、当時でもそのような過剰な延命治療などおこなわれていません。高齢者医療の現場にいた人ならば知らぬはずはないのですが。この記事がどのようなデータを根拠に書かれたものなのか、私はとても興味があります。

財政支出を減らすために寿命短縮化？

このような終末期医療についての誤解が一部の政治家や評論家などによってことさら喧伝《けんでん》されている現状を私は非常に心配しています。

テレビやネットメディアを見ていると、「社会保障費の増大が……」「国の借金は今や1000兆円を超え、将来世代へのツケが……」「社会保障費のうち大多数が高齢者への年金や医療費を占めており、子どもや現役世代では給付よりも負担が……」などという言葉が毎日のように聞こえてきます。

このまま少子高齢化が進んだ場合、

「高齢者への社会保障で膨らんだ政府債務は子や孫の世代が返さねばならないのだから、将来は大変なことになる」

「今のうちから高齢者にかかる社会保障費をできるだけ圧縮しておかねばならない」

という意見も正論のごとく政治家や経済学者などから発信され続けています。

たとえば米国イェール大学に所属する経済学者と称する成田《なりた》悠輔《ゆうすけ》氏の言説を私は看過できません。彼はさまざまなメディアに登場しますが、増大する社会保障費についての持論は、あまりにも過激です。

　次の発言は多くの反響を巻き起こしました。

「僕はもう唯一の解決策ははっきりしていると思っていて、けっきょく高齢者の集団自決、集団切腹みたいなものではないかと」

「みんなの介護」というサイトに掲載された同氏へのインタビュー記事で彼は、「尊厳死の解禁や一定以上の延命措置への保険適応を見直すこと」にも言及し、次のように述べています。

「(多くの国では) 日常生活動作が一定以下になった場合は公的医療保険の適用を弱め、公的介護保険に徐々に移行する仕組みになってきている」

　そしてこのような国々の「子どもや未来への投資を削ってまで一定以上の延命を公的に促すのは慎重になろう」という議論は「健康・介護保険への公的支出が膨らんでいる日本」では、「特に重要」とも語っています。

　これらの発言から読み取れるのは、高齢者にかかる公的な財政支出を減らすため、高齢者におこなわれている医療・介護サービスをいかに削減するかということ、さらにその手段として高齢者の生命をいかに短縮化するかという思考です。

　これまでも現場の声として紹介してきたとおり、多くの自ら意思表示できる高齢患者さんは「家族に迷惑をかけたくないから、延命は望まない」という意思を私たちに訴えます。このような自発的意思は、「高齢者の生命を短縮化」することを主張する政治家や学者の目には、さぞかし都合の良いものとして映ることでしょう。集団自決や集団切腹を強制せずとも、自ら進んで早期の死を望んでくれるからです。

「他人の世話になってまで長生きしたくない」という意思が、「公助も共助も要らない、自助のみで生きていたい」という意思であると勝手に都合よく解釈されてしまいかねません。

「高齢者は死んでも良い存在」なのか

このような意思を持つ人は、ここ数年来「公助から自助へ」との政策を打ち出し続けている政府にとっても、この上なく有難い存在と言えるでしょう。社会保障関係費を少しでも圧縮しようとする為政者の思惑に、個人の矜持《きょうじ》がいつのまにか引き込まれて利用されていくのであれば、これは医師としては黙って看過ごすわけにはいきません。

さらにこうした政治家や学者たちの主張する意見に同調する人たちが増えるとどうなるでしょうか。「将来世代のために高齢者は自ら進んでその生命を短縮化する道を選ぶべきだ」との意見を持つ人たちが多数派を占め、その空気が、私たちの間で常識として浸透し広がって行きかねません。その空気に抗することは難しくなっていくことでしょう。

　このような空気で満たされてしまった国では、自分らしく生きるため、そして自分の理想どおりの人生の最終段階を考えるために、「してほしいこと」と「してほしくないこと」を事前に意思表示しておきましょうと言ったところで、当事者の純粋な希望だけが反映されたＡＣＰとはならない可能性さえあります。

「高齢者は若い世代のために自らの生命を長引かせないようにすべきである」という意見が多数派となった状況下で、「私はもう少し生きていたい」との希望を、誰にも気兼ねなく自由に発露することも難しくなるでしょう。

　もちろん空気を読まない人、同調圧力になど屈しないという人であれば、世間の視線や言説など一切気にせずに、自分の「してほしいこと」や「してほしくないこと」を主張できるとは思います。しかし、その勇気を持つ人はどのくらいいるでしょうか。

　しかも人生の終末期に近づいている人は、心身ともに衰弱し、世の中の多数派に抗する気力も体力も、ほとんど残っていないはずです。そのような人の意思は、尊重する必要もない小さなものとして無視してしまっていいのでしょうか。「高齢者は死んでも良い存在」として一括《ひとくく》りにしてしまって良いのでしょうか。

命の選別を「止むを得ない」と認識する人たち

2020年から世界中を恐怖と不安に陥れた新型コロナウイルス。流行と収束の波を何度も繰り返し、流行のピーク時には急増する感染者、重症者で医療機関がひっ迫、入院はおろか受診さえもままならない人が巷にあふれました。

そうした状況のなかで、高齢者が感染後に重症化して肺炎となったときに人工呼吸器を装着するか否かという、いわゆる命の選別が議論されたことを記憶されている人も少なくないでしょう。

担当医から80歳の男性患者さんの家族にたいして、人工呼吸器を使用するかどうか7回も確認され、そのなかでは「年齢もお高い」と暗に断念を迫られたとの報道（神戸新聞「人工呼吸器、暗に断念迫られ　コロナで死亡の高齢男性」）もありました。

この記事の続報（「人工呼吸器使っちゃいけないのか」に賛否　コラム「治療と延命の境界線」）によれば、

「高齢者の命の価値は軽くて当たり前」

「高齢者は予後が悪いってわかってるし、医療リソース逼迫《ひっぱく》してるんだから当然」

という声もSNSで飛び交ったと書かれています。

もちろんSNSでの声は、多数派を代表するものではありません。しかし少なくともこのような声が実在し、少なからぬ人がこのような年齢による命の選別を積極的に肯定しないまでも状況によっては止むを得ないものとして認識している事実を、私は重く受け止めました。

人は集団生活を営むなかで、その平穏な均衡が、疫病の流行や貧困、戦争などによって破綻し危機に直面すると、不安が増し余裕がなくなります。それまでの寛容な気持ちは失われ、互いに不信感を抱くとともに、その不安を少しでも和らげるべく、声が大きかったり、力の強い者、数の多い集団に身を委ねることを選ぶ傾向になりがちです。多数派に乗っかることで、不安を振り払い安心感を得ようとするのです。

そしてそうした人が増えれば増えるほど、少数派となった人は孤立し、多数派の意見に抗したり異論を表明したりすることがよりいっそう困難となってしまいます。

コロナ禍を契機に、この国から寛容が失われ、「命の選別」を公の場で語ることを躊躇しない人たちが増え始めつつある状況は、本当に恐ろしいことであると医師として思わざるを得ません。

小説で描かれた命の選別

小説の中には、今まさにわが国が直面しつつある恐ろしい同調圧力を予言したかのような作品があります。

男女ともに70歳となったら「山にお参りに行く」、つまり村の存続のために高齢者は「姥捨山《うばすてやま》」に行かねばならないことが掟《おきて》となっている貧しい山村を舞台にした小説です。

この民間伝承の棄老伝説を題材にした深沢七郎《ふかざわしちろう》著の「楢山節考《ならやまぶしこう》」は、あまりにも有名で、今村昌平《いまむらしょうへい》監督、緒形拳《おがたけん》、坂本スミ子（敬称略）出演の同名映画は１９８３年にカンヌ映画祭のパルムドール（最高賞）を受賞した名作ですので、ご覧になった方も少なくないかもしれません。今後の議論に関係するので、私なりの解釈を交えた「あらすじ」を以下に記します。

「おりん」は69歳。いよいよ「楢山参り」をする歳になったものの、気がかりは妻を亡くし独身のままでいる息子の「辰平《たつへい》」のことです。

そんな折、隣村から「玉《たま》やん」が後妻としてやって来ました。おりんは玉やんをすぐに気に入り、ヤマメ獲《と》りなど生活の知恵をすべて伝えた上で、「もう思い残すことはない」と楢山参りを決心します。

辰平は、村の掟を守り、母を山に捨てにいかねばならないことは重々理解しているものの、また自ら進んで山に行こうとする母の強い意志を尊重したい気持ちもあるものの、母を山に捨てに行く行為を思うと自然と涙がこぼれ落ち、葛藤《かっとう》するのでした。

ある夜、おりんは村人８人を家に招き楢山参りの作法を伝え聞く儀式をおこないました。

おりんは翌朝「山に行く」ことを決意したのです。

8人は「誰にも見られぬよう家を出ること」「道中で会話をしないこと」「母を置いたら後ろを振り向かないこと」といった作法を順繰りに伝えました。その後、辰平は村の長老からこっそり「嫌なら山頂まで行かずとも途中の谷で置いて帰って来ても良い」との裏のルールを伝授されます。

明け方、辰平はおりんを背負って楢山へと出発しました。たどり着いた山頂には、夥《おびただ》しい数の白骨。おりんは背負子《しょいこ》から降りると、来た道の方に辰平の身体を向け、その背をどーんと突いたのでした。

辰平は帰りの崖《がけ》で2人の男の喚《わめ》き声を耳にします。声の主は、背負子に括りつけられた老《ろう》爺《や》と若者、同じ村の銭屋の「又《また》やん」とその倅《せがれ》でした。この2人も楢山参りに来ていたのです。

しかし倅は辰平のように山頂は目指さず、長老がこっそり伝授した裏ルールに倣って、父親を谷底に落とそうとしていたのです。最後の力を振り絞って、落とされまいと倅の襟を必死で摑んで抵抗した又やんでしたが、最後は倅に足蹴《あしげ》にされ、深い谷底へと転がり落ちていったのでした。

辰平が家に戻ると、家族は皆、なにごともなかったような顔をしていました……。

私は小説で読んだのちに映画を観たのですが、なんとも言えない気持ちにさせられました。
この「姥捨山伝説」を、超高齢社会のもと生きる私たちはどう読めばいいでしょうか。

空気に取り込まれ、被害者が加害者に

おりんの村では、もはやこの異常な風習が村の掟として、つまりコミュニティに確立したシステムとして運用されてしまっている状況です。もはやそれが日常であるゆえに異常であることさえ村人たちは気づいていません。自ら進んで山に行く行為はむしろ美化され、それを異常と言う者の方が異常者として扱われてしまうのです。

その倒錯した集団のなかで、どのように生きるべきなのでしょうか。掟の異常さに気づいてしまっても、気づいていないように生きていく方が楽なのか、おりんのように自ら積極的に掟に従う生き方を子や孫たちに見せていくべきなのか。

一方、銭屋の又やんのように異常に最後まで抗《あらが》うべきなのか。その倅のように進んで悪魔になってしまうべきなのか。

おりんの行為は、ただ村の掟に従っただけのものなのでしょうか。それともわが子、わが孫たちの将来を考えてのことなのでしょうか。後者であったとして、わが子、わが孫の将来

を守るためには、この異常な掟に従うしか道はなかったのでしょうか。
同調圧力には抗うよりも従っている方が楽、村八分になるリスクを背負うよりも、集団に身を委ねてしまった方が安全、という気持ちを持つ人は少なくないかもしれません。しかしその気持ちを多くの個人が持ち始めると、どんどん集団は肥大化していきます。そしていつしか同調圧力の被害者のはずだった個人は、集団の一員として同調しない者を攻撃する、加害者となっていくのです。

楢山参りは現在で言うところの安楽死とは異なりますが、先述した高齢者にかかる社会保障関係費を圧縮すべきという政治家や学者らが議論を呼びかける安楽死とは、まさにこの楢山参りと同義であると言えるでしょう。このような論陣を張る著名人がメディアに多く露出している環境で、もし安楽死が法制化されるようなことになれば、安楽死を選択しない人に「なぜ死を選ばないのか」といった心ない言葉がぶつけられるであろうことは容易に予想されます。

社会保障費で日本はつぶれるのか

こうした現状では、わが国では「安楽死」の議論をおこなう土壌ができているとは到底言えず、法制化どころかその可能性を探る議論さえ始めることを許してはならないと私は考えます。

しかも現在の日本では、おりんの村のような事態が起きているわけではありません。しかし財務省はしきりに将来世代にツケを先送りしているとの恐怖を国民に訴え、メディアもそれに同調する姿勢を見せています。

たしかに今後しばらくの間は、75歳以上のいわゆる「後期高齢者」は増加していきます。財務省の資料⑥によれば、２０２２〜25年にかけては毎年75万人、26〜30年にかけては毎年22万人増加するとのことです（図18）。

これらの年代の１人あたりの医療費および介護費に占める国庫負担が約45万円との試算をもとにざっくりと計算してみると、この９年間で11兆円（年でならすと１・３兆円）を超える社会保障費が追加で必要ということにはなります。

しかしその金額は日本が潰れるほどのものと言えるでしょうか。たとえば２０２０年度のGoToキャンペーンのためには１・６兆円超、マイナンバーカード普及対策のための「マイナポイント事業」に投入されたのは２兆円を超えています。もちろんこれらは一時的な出費ですから、毎年追加が必要な社会保障費と同列に置くことは不適切かもしれません。

ただ追加の社会保障費といっても、未来永劫《えいごう》必要となるわけではありません。「団塊のジ

団塊の世代が後期高齢者になり始める ▼（2022〜2025）
団塊の世代がすべて後期高齢者になる ▼（2026〜2030）
団塊ジュニアが後期高齢者になり始める ▼（2041〜2050）

	2022〜2025	2026〜2030	2031〜2040	2041〜2050	2051〜2060
全人口	1年あたり ▲57万人	1年あたり ▲68万人	1年あたり ▲82万人	1年あたり ▲90万人	1年あたり ▲91万人
75歳以上（後期高齢者）	後期高齢者急増 1年あたり +75万人	1年あたり +22万人	1年あたり ▲5万人	1年あたり +18万人	1年あたり ▲3万人
20〜74歳	支え手の急減 1年あたり ▲107万人	1年あたり ▲67万人	1年あたり ▲58万人	1年あたり ▲93万人	1年あたり ▲71万人

図 18　日本における後期高齢者の増加の予測（出典　2021 年 4 月 15 日財務省「社会保障等（参考資料）」）

ユニア世代」のピークが過ぎれば、後期高齢者の数は減っていくのです。もちろん少子化対策が喫緊であることは言うまでもありません。

　しかし政府もメディアも、ただ社会保障費の増大について国民の不安を煽るばかり。社会保障や少子化対策以外で、巨額のカネを投入している分野は防衛費をはじめいくつもあり、なかには大盤振る舞いとしか思えないものもあるのですが、私は納得のいく説明や論説を聞いた覚えがありません。

　少なくとも、現在の日本において、高齢者が将来世代にツケを払わせないために早くこの世から去らねばならない理由など微塵《みじん》もないのです。

優生思想に近づいていく

そもそも命の選別を年齢や状態によって線引きするということが正当化されてしまえば、その次に選別のターゲットとされるのは、「生産性がない」とみなされてしまう人たちであろうことは、容易に想像がつきます。

人の存在価値を生産性の有無で語る人が、近年とみに増えているように私には思えてなりません。高齢者のみならず障がい者、さらに性的マイノリティの人たちにたいして生産性を要求し、それに応《こた》えられない人は、人としての存在価値を低く見積もられても仕方ないとでも言わんばかりの言説が、この国の政治を動かす国会議員の口から発せられることさえあります。

いわゆる優生思想と言われるものですが、私はそのような言説に、強く憤りを覚えます。その発言者については、自分が当事者になるかもしれないという想像力はないのでしょうか。深い哀れみすら感じます。

私はかりに生産性のない人というのが実在したとしても、その人には十分に生きていく価値は存在するとの認識です。いや、それ以前に生産性のない人自体が、この世の中には誰ひとりとして存在しないという考えです。

そして「自分らしく」「理想的な生き方」をすべての人が実践できる社会とするためには、

まずこれらの優生思想を毅然《きぜん》とした態度をもって、いささかの譲歩も許さず、完全に否定することから始めることが重要であると私は考えています。

終末期の患者さんから受け取ったもの

先日、研修医とともに訪問した先でのエピソードを紹介しましょう。

Aさんは90歳の女性。大腸がんの術後で再発し、余命は数ヶ月以内と主治医に宣告されており、本人も自分の状態をすべて把握し受容しています。がんを患う前までは、楽しみである買い物などを満喫していたものの、コロナ禍のさなかに、がんが発覚。手術を受けたもののすでに進行しており、数ヶ月後には局所再発してしまったのでした。息子夫婦の家に同居しており、看護師資格を持つ息子の妻が主に介護を担っていました。

初回訪問時からAさんは私と研修医にこう訴えました。

「もう十分に生きた。これ以上、もう何もしなくていい。先生に一つお願いしたいことがあるとするなら、早くあの世のお父さんのところに行くチケットを持ってきてほしい。それだけです」

認知症はなく、幸いがんの再発による痛みもありませんでした。

しかしAさんにおける苦痛の最たるものは、

「こんな身体になってしまって、何もできない、何の役にも立っていない、このまま生きていたってしょうがない」

という気持ちでした。

これを先の政治家や経済学者にもし聞かせたら、はたして何と言ったでしょうか。

「ほら、人間というのは役に立たないと自覚しながら生きていくというほど辛いことはないのだよ。この女性の言うことは、極めて真っ当。早く死なせてあげるのが彼女にとって幸せなのだよ」

そんなふうに言うかもしれません。

しかし、本当にそれがAさんの幸せかどうか、そんなに簡単に評価してしまって良いものでしょうか。

そもそも彼女が「何の役にも立っていない」というのは本当でしょうか。百歩譲って何の役にも立っていないというのが真実であったとして、役に立っていない人は、生きる価値、生きている資格、さらに具体的に言えば、公的社会保障を使って生きていくことは許されない存在なのでしょうか。

Aさんの場合、たしかに自分で買い物も行けず、一日をとおしてベッドの上にいるだけです。しかし、訪問診療の現場で彼女は私に、とくとくと今ある自分の不甲斐ない状態、早くあの世に行きたいという願望、家族にたいする気遣いを語るのでした。

ベッドサイドでその話を聞きながら、今後の希望を尋ねるとAさんは、

「入院でも施設でも、どこでも入れてくれていい」

と言います。ちょうど家族も同席していたことから、

「ここはとりあえず思っていることすべてを言い合いましょう」

との私の提案を皮切りにACPを始めてみたところ、Aさんの真の希望は「家族に迷惑をかけたくない」ということであるとわかりました。

つまり「入院でも施設でも」という希望の根底にあったのは、息子夫婦（とくに主介護者）への気兼ねであったのです。

それがわかった時点で、私は再度彼女に聞きました。

「もし息子さん夫婦があなたの介護なんか苦痛ではない、大変な場合は第三者の力も借りるし、もしそれでも大変ならば正直に言う、とのスタンスだった場合でも、やっぱりこの家でなく、入院や施設に入りたいですか？」

するとAさんはしばらく考えた末に首を横に振り、こう言ったのでした。

「できることなら入院などしたくはない」

このように、一見本人の強固ともとれる希望の裏には、自身の我欲以上に強い他者への気

遣いが隠れていることが往々にしてあります。これはじっくりと対話しないと、じつの家族であっても見出せないものと言えるでしょう。

そして最後、私は部屋を出るとき彼女に言いました。

「Aさん、あなたはご自身のことを『何の役にも立っていない』とおっしゃいましたが、それは大きな間違いです。今日、あなたは大きな、非常に大きな役割を果たしました。私は医者になって30年ですが、今あなたから数々の希望や心の中の葛藤、思いを聞くことができて、大いに考え、大いに悩み、その結果大きな学びを得ることができました。30年選手とはいえ、まだまだ日々患者さんから学ぶことばかり。今日は医者としてまた新たな学びをAさんから得ることができました。ここにいる研修医も多くを学んでいるはずです。Aさん、あなたは何の役にも立たないどころか、私たちにとっては大きな役に立ったのですよ」

ちょうど私の母と同い年のAさんは、私の手を強く強く握りしめ、何度も何度も頷きました。その目にはうっすら涙が浮かんでいるようにも見えましたが、それは私自身の目が少し濡《ぬ》れていたせいかもしれません。

数日後、Aさんは家族に囲まれ眠るように息を引き取りました。これが高齢者の終末期医療の実情です。「無駄な延命治療」など、おこなわれてはいないのです。

一人ひとりが最後まで幸せに生きるために

がん末期の人、認知症の人、ひとことも言葉を発することなく経管栄養や人工呼吸器で生命を繋いでいる人、そのほか「延命治療で生かされている人」とのレッテルを一部の識者によって貼られている人……。これらの人たちは、いっさい誰の役にも立っていないのでしょうか。

答えはノーです。

先述したように、誰かの役に立っていない人は生きていく価値がない、などと言うつもりは微塵もありません。

しかし、生存権をまっとうするにあたって「生産性の有無」もしくは「他人の役に立っているか否か」を条件とすべきと言う者たちのレベルに下りて反駁《はんぱく》することを試みるのであれば、これらの人が誰かの役に立っている事例を提示することが、一番説得力があるでしょう。

きれいごとを言うつもりなどありませんが、認知症の人、なかでもほとんど言語コミュニケーションが困難な人であっても、役に立っていることを見出すことは、その気になれば誰にでもできます。

ただこれは、これらの人のことを「なにを言っても通じない認知症の人」との認識で染まった色眼鏡をかけている人には、おそらく無理でしょう。逆に「この人はいったい何を訴えようとしているのだろうか」と積極的に相手の気持ちに入り込んでいく姿勢で臨めば、今まで気づかなかったことが見えてくることも往々にしてあるのです。

そうした体験は、Aさんと同じく、そういった人たちが私にたいして新たな学びを授けてくれたものに他なりません。私のような医師だけでなく、接する看護師や理学療法士、ヘルパー、看護学生、医学生などなどに生きた教材として大きな学びを与えてくれる存在と言えるのです。

ひとことも言葉を発せず経管栄養や人工呼吸器で生命を繋いでいる人も同じです。日々接している介護職員は、たとえひとことも発しない人でも、その日ごとの微妙な変化を感じ取ります。

この介護職員が身につけている技能は、これまでそのほか多くの同様の患者さんに接してきたことで、日々積み重ねられてきたものです。それは今担当している患者さんにはもちろん、将来担当するであろう患者さんにたいしても応用できる貴重な財産とも言えましょう。

つまり、「何の役にも立っていない」「世間のお荷物」と言われている人も、じつは大きな「生産性」を持っていると言えるのです。

楢山節考でおりんは、自分の会得した生活の知恵を玉やんにすべて伝授したことに満足して楢山参りに向かいました。つまりこれ以上自分が生きていても、この村の生産性に寄与することはない、自分の生産力は玉やんにすべて移転した、自分はこの村にとってもはやお荷物でしかないのだ、と自分を納得させたのでしょう。

しかし、先述したように生産性は、はっきりと目に見えるものとはかぎりません。おりんという人物が存在していること、ただそれだけで救われる人、癒される人もいるのです。おりんの選択、彼女のとった行動について「村の存続のため、子孫のために自ら進んで殉じるとは、とても美しく崇高な決断だ」として讃《たた》える人もいるでしょう。この物語に、そのような感想を抱く人があっても、私はそれを否定するものではありません。

ただ、誰もがひとりの人間として尊重され、一人ひとりが真の希望に基づいた自己決定のもと生きていくことが保証されるためには、おりんの行動を褒め称《たた》える空気で満たされる社会であってはならないと私は思います。

誰もが他者の意向や同調圧力などによって、「おりんの行動」を取らされることのない社会、そして誰もが気兼ねなく堂々と自由に希望を述べられる社会こそが、この国の将来に求められることではないでしょうか。

そのためには、私たち一人ひとりが持続可能な共生社会、誰もが排除されない社会を育てていくことについて、自分ごととして考え、行動していくことが必要ではないか、私はそう考えるのです。

そうした一人ひとりの行動こそが、すべての人が「自分らしく理想的な生き方」を謳歌できる幸せな未来を作っていくのではないでしょうか。

(5) https://biz-journal.jp/2017/02/post_17905.html
(6) https://www.mof.go.jp/zaisei/

おわりに　寿命（JYUMYO）とは

本書の企画が出版社の決裁を通過した翌々日、母に、「また本を書かせてもらえることになった」と話しました。

ちょうどその時、母は誤嚥性肺炎で入院しており、持病の間質性肺炎と相まって、今後急速に呼吸状態が悪化していくのではないかと思われていたときでした。

母は私に、「今度は何を書くの？」と尋ねました。

「高齢者の終末期にかんすることだよ」と私が言うと、咳き込みながら母は、「私をサンプルにしてちょうだい」と言ったのでした。

そのような経緯もあって、本書は多分に私ごとが盛り込まれた内容となってしまいましたが、介護問題が自分ごととしてふりかかってきたことで、より考察が深まったのは事実です。

また冒頭でも述べたように、私のような高齢者医療にどっぷりと関与している医師の身内の超高齢者でさえも、本書で述べてきたような準備について関心が薄かったことは、あらためて正直に述べておかねばなりません。

もちろんその大きな原因は、この準備について、私という存在がごく近くにありながら、両親に積極的に提案してこなかったことに尽きます。書籍をもって多少でも両親に償おうという意図とともに、せめて読者の皆さんには、私と同じ失敗をしてほしくない、というのも本書執筆の大きな動機でありました。

前著『病気は社会が引き起こす　インフルエンザ大流行のワケ』は、２０１９年12月に上梓《じょうし》したものですが、奇しくも発売直後から新型コロナウイルスが世界中に蔓延しました。一方のインフルエンザは、以後22～23年シーズンまで全く流行せず、当時は「副題にインフルエンザなど入れなければ良かった」と少し後悔したものです。

その書では「カゼでも絶対に休めないあなたへ」という某有名総合感冒薬のＣＭキャッチコピーを取り上げ、そういった世間の空気こそが感染症流行の原因となって危険なのだとの主張を展開しました。直後のコロナ禍で、昨今やっと「体調の悪い人は休もう」との意識が広まりつつありますが、それは怪我の功名と言えるかもしれません。

ただ前著の内容の大部分はインフルエンザや感染症について述べたものではなく、病気や健康を自己責任に押しつけようとする社会のあり方について問題提起をしたものであり、その部分については各方面の少なくない方々から数々の反響をいただきました。

本書では、老化に伴うさまざまな心身の機能低下は自然の摂理であること、認知症や寝たきりを「なってはならないもの」と扱うべきでない、といったことから議論を始めました。そして、これらは自助努力や家族の責任に押しつけるのではなく、社会全体として受け止めていくべきではないかという結論に繋いでいきました。

この意味において本書は、前著の続編として自分のなかでは位置づけています。第二章で取り上げた認知症についても、個人の責任や努力だけで予防できるものでなく、社会そして政治が積極的に介入して解決すべきものだと理解していただけたと思います。

近年、ＳＤＨ（Social Determinants of Health）、邦訳すると「健康に影響を与える社会的決定要因」という考え方が、高齢者にかぎらず、生活困窮者、障がい者、性的マイノリティ、外国人といったさまざまな人の健康について応用されるようになってきています。

医療者はもちろん、私たちのすべてが常に他者の抱える問題について自分ごととして考えられるようになれば、より多くの人が理想的な生き方を実践しやすい社会になっていくのではないかと、私は信じています。

その視点に立てば、それと逆行するような言説や政策には、自ずと違和感を覚えることになりましょうし、属性によって生存を否定する差別発言にたいしては、毅然と否定する行動も取れるようになるでしょう。

高齢者政策について具体的に言えば、今後議論が加速されるであろう介護保険制度を、社会保障費増大を口実として改悪するような動きがあります。

介護保険制度の改悪案については、紙幅にもかぎりがあるため、また別の機会があれば議論したいと思いますが、ひとことだけ言わせていただくと、もしこの政策が強行されれば、介護保険制度からこぼれ落ちる人が大幅に増え、それにともなって介護離職を余儀なくされる人も激増することは明白です。

現状でも介護離職による経済損失は年間6500億円とも言われているのですから、経済優先の主張を掲げる人こそ、本来ならば、この介護保険制度改悪には反対の論陣を張るべきではないでしょうか。

しかし残念ながら、私の知るかぎりにおいて財界人や与党政治家から、このような声は聞こえてきません。聞こえてくるのは、いかに社会保障費を削減するかの声ばかりです。

さらに昨今、若者と老人の対立を煽るような言説が増え、若者と老人でのパイの奪い合いはやむなしとの意見も聞かれます。しかしこのような空気に呑まれて冷静さを失ってしまえば、対立は深まるばかりで解にたどり着くどころか、けっきょく誰にも幸せは訪れないでしょう。

老人はかつて若者であった一方で、若者は今後必ず老人となるのです。両者が互いに、過去の自分と将来の自分に思いを致すことから始めてはいかがでしょうか。

最後に「寿命」について。

この「生まれてから死ぬまでの時間」については、一人ひとり固有の異なった価値観が尊重されるべきであって、けっして他者から強制も要求も制限もされるべきではない、という気持ちをこめて語呂合わせを考えてみました。もちろん、これはあくまで私の価値観です。

みなさんにとって寿命（JYUMYO）とは、どのようなものでしょうか？

【寿命（JYUMYO）】

J　自分の意思で
Y　夢を持ち
U　憂いを捨てて
MY　マイペースで
O　謳歌しよう

主な参考文献

・清水哲郎『医療・ケア従事者のための哲学・倫理学・死生学』医学書院、２０２２年
・中島健二、下濱俊、冨本秀和、三村將、新井哲明編集『認知症ハンドブック　第2版』医学書院、２０２０年
・R.D.レイン著、天野衛訳『引き裂かれた自己　狂気の現象学』ちくま学芸文庫、２０１７年
・苛原実編著『認知症の方の在宅医療　改訂2版』南山堂、２０１３年
・和田忠志『在宅医療臨床入門　改訂2版』南山堂、２０１８年
・虫明元、山口晴保著『認知症ケアに活かすコミュニケーションの脳科学20講　人のつながりを支える脳のしくみ』協同医書出版社、２０２３年
・イヴ・ジネスト、ロゼット・マレスコッティ著、本田美和子日本語監修『「ユマニチュード」という革命なぜ、このケアで認知症高齢者と心が通うのか』誠文堂新光社、２０１６年
・平岡栄治、則末泰博『終末期ディスカッション　外来から急性期医療まで　現場でともに考える』メディカル・サイエンス・インターナショナル、２０２１年
・深沢七郎『楢山節考』新潮文庫、１９６４年
・安田菜津紀『国籍と遺書、兄への手紙　ルーツを巡る旅の先に』ヘウレーカ、２０２３年
・森永卓郎『ザイム真理教　それは信者８０００万人の巨大カルト』三五館シンシャ、２０２３年
・山崎雅弘『この国の同調圧力』SB新書、２０２３年

・上野千鶴子、樋口恵子編『史上最悪の介護保険改定?!』岩波ブックレット、２０２３年
・近藤尚己、西村真紀編著、日本プライマリ・ケア連合学会監修『実践　ＳＤＨ診療　できることから始める健康の社会的決定要因への取り組み』中外医学社、２０２３年

木村　知（きむら・とも）
1968年生まれ。医師。10年間、消化器・一般外科医として大学病院などに勤務した後、現在は総合診療、在宅医療の医師として、多くの患者さんに寄り添った診療、看取りを行っている。加えて臨床研修医教育にも従事し、後進の育成も手掛けている。診療のかたわら、医療者ならではの視点で、時事・政治問題についてプレジデントオンラインなどに寄稿。新聞・週刊誌にもコメントを提供している。医学博士。2級ファイナンシャル・プランニング技能士。著書に『病気は社会が引き起こす インフルエンザ大流行のワケ』（角川新書）、『医者とラーメン屋「本当に満足できる病院」の新常識』（文芸社）。

大往生《だいおうじょう》の作法《さほう》
在宅医《ざいたくい》だからわかった人生最終《じんせいさいしゅう》コーナーの歩《ある》き方《かた》

木村《きむら》　知《とも》

2024年 3 月 10 日　初版発行

発行者　山下直久
発　行　株式会社KADOKAWA
〒102-8177　東京都千代田区富士見 2-13-3
電話　0570-002-301（ナビダイヤル）

装 丁 者　緒方修一（ラーフイン・ワークショップ）
ロゴデザイン　good design company
オビデザイン　Zapp!　白金正之
印 刷 所　株式会社暁印刷
製 本 所　本間製本株式会社

角川新書

ISBN978-4-04-082483-3 C0247

KADOKAWAの新書 好評既刊

つなわたりの倫理学
相対主義と普遍主義を超えて

村松 聡

カントに代表される義務倫理、ミルやベンサムが提唱した功利主義に対し、アリストテレスを始祖とする徳倫理は、あまり注目されてこなかった。人間本性の考察と、「思慮」の力に立ち戻る新たな倫理学が、現代の究極の課題に立ち向かう！

上手に距離を取る技術

齋藤 孝

コミュニケーションに慎重になる人が増えている。人づきあいに悩むのは、距離が近すぎるか、遠すぎるかのどちらかだ。他人と上手に距離を取ることができれば、悩みの多くは解消する。これ以上、人づきあいで疲れないための齋藤流メソッド！

スマホ断ち
30日でスマホ依存から抜け出す方法

キャサリン・プライス
笹田もと子（訳）

世界34カ国以上で支持された画期的プログラム待望の邦訳。脳をむしばむスマホ。だが、手放すことは難しい……いったいどうすればいいのか？　たった4週間のメニューで、スマホとの関係を正常化。習慣を変えることで、思考力を取り戻す！

禅と念仏

平岡 聡

インド仏教研究者にして浄土宗の僧侶が、対照的なふたつの「行」を徹底比較！　同じ仏教でも目指す最終到達点が異なる禅と念仏。それぞれの歴史と、社会、美術や芸能、政治などに与えた影響を明らかにしながら、日本仏教の独自性に迫る。

ブラック・チェンバー
米国はいかにして外交暗号を盗んだか

H・O・ヤードレー
平塚柾緒（訳）

ワシントン海軍軍縮会議で日本側の暗号電報五千通以上が完全に解読されていた。米国暗号解読室「ブラック・チェンバー」の内幕を創設者自身が暴露した問題作であり一級資料、待望の復刊！　国際〝諜報戦〟の現場を描く秘録。解説・佐藤優